LUMINOTHÉRAPIE

au quotidien

Remerciements

L'auteur remercie pour sa collaboration technique Hervé Carbonel, président de Dayvia®, fabricant français de dispositifs de luminothérapie, qui a aimablement mis ses compétences et ses connaissances à sa disposition.

LUMINOTHÉRAPIE

au quotidien

Isabelle Bruno

Avec la collaboration du docteur Serge Friedman

hachette
SANTÉ

Sommaire

DEUXIÈME PARTIE

PREMIÈRE PARTIE

Quelques clés

LUMINOTHÉRAPIE, PHOTOTHÉRAPIE ET PLUS RAREMENT LUXTHÉRAPIE... ces termes désignent tous une exposition à une lumière vive, à visée thérapeutique. Dispensé dans certains hôpitaux et cliniques, ce traitement a été mis au point il y a une vingtaine d'années pour soigner la dépression saisonnière, qui affecte à des degrés plus ou moins aigus près de 30 % de la population de l'hémisphère nord.

Depuis, les indications se sont étendues à d'autres troubles, liés aux dérèglements des horloges biologiques qui gouvernent le bon fonctionnement du métabolisme humain, mais elles demeurent limitées à quelques pathologies clairement identifiées.

pour comprendre

Parallèlement, la luminothérapie, que l'on pourrait appeler de « bien-être », a fait une apparition remarquée dans les instituts, les centres de remise en forme ou les spas. L'argument commercial, fondé sur la capacité de la lumière à redonner force et vitalité, est vrai et faux à la fois ! Nous verrons plus loin que son efficacité est transitoire et dépend d'une exposition quotidienne sur une durée déterminée.

Les chercheurs s'accordent à dire qu'il reste beaucoup à apprendre sur la lumière et ses vertus thérapeutiques. De nombreuses études sont en cours, à petite ou grande échelle, et les débats sont vifs. Mais ce qui est en voie d'expérimentation pour la communauté scientifique doit être communiqué comme tel, et non comme un fait acquis.

Or, la luminothérapie suppose la fabrication d'appareils sophistiqués et l'ouverture d'un nouveau marché commercial. C'est pourquoi il faut être particulièrement vigilant sur la tonalité donnée aux informations diffusées dans la presse, sur la toile ou par les promoteurs de médecines parallèles. Vous trouverez ainsi de nombreuses références à des études démontrant l'efficacité de la luminothérapie pour telle ou telle pathologie – études réelles mais concernant un échantillon réduit de personnes, insuffisant pour valider une indication thérapeutique. Les diffuseurs oublient parfois de mentionner ce détail.

Faire la distinction entre luminothérapie de « bien-être » et luminothérapie médicale est donc essentiel.

Pour éviter toute confusion, la communauté scientifique préfère d'ailleurs parler de photothérapie. Mais ce terme couvrant l'ensemble des thérapies par la lumière (laserthérapie, infrarouges, LED, etc.), nous conserverons dans cet ouvrage la dénomination plus courante de luminothérapie.

CHAPITRE 1

Qu'est-ce que la lumière ?

Des dieux solaires à la célèbre formule d'Einstein, des premiers essais empiriques aux études de la NASA, la lumière a toujours fasciné les hommes. Si les premiers soins par la lumière datent de l'Antiquité, il faut attendre le XXe siècle pour affirmer scientifiquement qu'elle influe sur la physiologie humaine et qu'elle possède de réelles vertus thérapeutiques.

Le soleil, lumière divine

Dans toutes les civilisations dont nous gardons la trace, le Soleil est vu comme un élément naturel bénéfique, une manifestation du divin. Toutes les cultures antiques ont développé un répertoire fourni de mythes et légendes associant l'astre du jour à la naissance de toute vie.

Pour les Égyptiens, le Soleil s'incarne dans le dieu Râ, à l'origine de la vie humaine. Créateur de la ville d'Onou, il devient pour la Grèce antique, Hélios, chargé de mener le char du soleil, précédé de l'aurore et suivi de la lune. Pour Platon, le Soleil est « l'image du Bien tel qu'il se manifeste par les choses visibles ».

Dans les mythologies indiennes, le Soleil se personnifie dans Surya. Il est parfois représenté sur un char tiré par 7 chevaux, figurant les couleurs de l'arc-en-ciel. Il tient dans ses mains une roue de char, symbole du *chakra* et source d'énergie, une conque symbolisant la création, une fleur de lotus, symboliquement fleur de la vie.

Les Chinois ne vouent pas un culte spécifique au Soleil, mais ce dernier forme avec la Lune la quintessence des deux principes fondamentaux (le yin et le yang) de l'énergie cosmique – le Qi – qui gouverne le monde. Le Soleil est yang, force génératrice, toujours en action et masculine. Il est uni à la Lune, de nature yin, une énergie féminine, féconde et passive. En revanche, la médecine chinoise intègre les vertus thérapeutiques du soleil à ses protocoles.

La Genèse débute par la création de la lumière, du Soleil, de la Lune et des étoiles, Dieu instaurant ainsi la séparation entre le jour et la nuit.

La lumière indissociable de la couleur

Guidés par une intuition que la science n'avait pas encore confortée, les thérapeutes du monde antique associaient lumière et couleurs, et prêtaient également à ces dernières des pouvoirs de guérison.

La médecine ayurvédique part du postulat que l'être humain ne se résume pas à un corps physique, mais est relié à l'univers tout entier. Comme l'explique Vincent Rousselet-Blanc, dans *Ayurveda au quotidien* : « L'Ayurveda se veut une connaissance complète, voire universelle, de la vie des êtres humains et des choses prises dans leur globalité. » Le corps physique ne serait que l'une des manifestations concrètes du corps subtil, ou encore énergétique, qui domine l'ordre du monde. Les *chakras*, au nombre de soixante-douze, constituent les points de liaison entre le corps physique et le corps subtil. Les sept *chakras* fondamentaux sont associés chacun, depuis des millénaires, à une couleur. De même, à chaque morphologie correspondent des types de couleurs (claires ou foncées, vives ou mates).

En Chine, la très ancienne pratique du feng shui veille à ce que l'espace dans lequel nous vivons soit harmonieux et équilibré. Elle influe sur le Qi et favorise sa libre circulation. L'énergie Qi est constituée par l'ensemble des forces énergétiques invisibles qui circulent sur Terre : les ondes électromagnétiques provenant de la lumière, comme les radiations terrestres. Les couleurs, et leurs impacts sur la santé et le psychisme, jouent naturellement un rôle important. Elles sont associées aux cinq éléments : le vert est associé au bois, le jaune à la terre, le blanc au métal, le noir à l'eau, le rouge au feu.

Ces médecines anciennes inspirent ce qui est aujourd'hui appelé « la chromothérapie », traitement des manifestations du stress, de la fatigue, régulation des émotions par la couleur.

Qu'est-ce que la lumière ?

Entre l'intuition extraordinaire des civilisations anciennes et la validation scientifique des bienfaits de la lumière, bien des découvertes restent à accomplir… Certes, certains textes anciens établissent des liens entre le Soleil et la lumière, mais la nature et la provenance de cette lumière demeurent totalement inconnues.

Pour certains, la lumière est contenue dans les objets. Selon cette théorie, surnommée théorie des « simulacres », les objets sont comme recouverts d'une écorce. Écorce qui se délite en de multiples fragments. Ces fragments se déposent naturellement sur l'œil, créant ainsi la vision de l'objet.

Pour les pythagoriciens, les yeux produisent un rayon lumineux qui éclaire l'objet sur lequel le regard se pose. Cette théorie, appelée théorie du « quid », demeurera valide jusqu'au XVIIe siècle. Seul Aristote (384 env.-322 av. J.-C.) évoque la possibilité que la vision résulte d'une vibration entre l'œil et l'objet.

Les Arabes musulmans établissent les premières lois sur la réfraction au Xe siècle. Le mathématicien et physicien Ibn al-Haytham (965-1039) parvient à démontrer que la lumière provient du Soleil. Il conçoit le concept du rayon lumineux composé de particules. Mais le déclin de la culture arabe effacera longtemps toute trace de ses travaux, et l'Occident fondera ses théories sur les présupposés des Grecs et la théorie du « quid ».

Longtemps un mystère pour la science

En Europe, les scientifiques se désintéressent pendant des siècles des travaux des opticiens, qui fabriquent des lentilles pour pallier les défauts de vision. C'est pourtant l'optique qui fera avancer les connaissances. Les Italiens sont alors des précurseurs. La lunette de Galilée demeure un objet emblématique des progrès réalisés entre le XIVe et le XVIIe siècle par l'optique instrumentale. Elle lui permettra, entre autres, de mettre en évidence les taches solaires et la rotation du Soleil. Cela ne l'empêche pas d'écrire en 1640 : « Dans le domaine de la lumière, je suis toujours resté dans les ténèbres. »

Les lois dites de Snell-Descartes, qui reflètent les travaux conjugués du physicien Willebrord Snell (1580-1626) et du philosophe René Descartes (1596-1650), proposent les premières modélisations mathématiques de la réflexion et de la réfraction de la lumière.

Ondulatoire ou corpusculaire ?

Deux théories s'affrontent quant à la nature de la lumière. Pour les uns, elle est faite de particules ; pour d'autres, elle est une onde. Le débat va durer plus de trois siècles.

Isaac Newton (1642-1727), adepte de la théorie corpusculaire, étudie sa composition en utilisant un prisme. Il constate alors que la lumière blanche est la somme de toutes les couleurs de l'arc-en-ciel et que leur succession est toujours la même : violet et indigo, bleu, vert, jaune, orangé et rouge.

Christian Huygens (1629-1695), dans son *Traité de la lumière*, décrit la propagation rectiligne de la lumière, le modèle ondulatoire d'ondes longitudinales, sur le mode de la propagation du son. Études reprises par Thomas Young (1773-1829), qui définit un domaine de longueur d'ondes de la lumière visible, situé entre 400 et 700 nanomètres.

Augustin Fresnel, François Arago et Étienne Louis Malus entérinent au XIXe siècle la théorie ondulatoire de Huygens. En 1850, une expérience sur la vitesse de la lumière en démontre la validité.

Ni l'une, ni l'autre !

En 1865, James Clerk Maxwell (1831-1879) réalise la synthèse de l'électricité et du magnétisme. La lumière serait bel et bien une onde électromagnétique. Mais Albert Einstein fait la démonstration en 1905 que la lumière est composée de quantas, ou photons (d'où provient le mot « photothérapie »), particules sans masse, dont l'énergie dépend de la fréquence associée. Il pose également comme principe que la vitesse de la lumière est une constante universelle. Elle ne varie jamais, quelle que soit la distance à parcourir. Ce sont l'espace et le temps qui se rétractent. Voici la base de la théorie de la relativité restreinte. Comme l'avaient perçu les civilisations antiques, les particules de lumière sont partout à la fois dans l'espace, sans notion de temps ou de distance.

Au début des années 1920, et grâce aux multiples progrès technologiques engendrés par l'utilisation de l'électricité, il est démontré que la dualité onde/particule est un faux problème. Pour le physicien danois Niels Bohr (1885-1962), la dualité onde/particule est en fait un « principe de complémentarité ». Bien plus : « En 1923, le physicien français Louis de Broglie (1892-1987) introduit l'idée que la matière (électrons, protons et neutrons) possède elle aussi un comportement ondulatoire.[1] » La lumière changerait de nature selon les interactions avec la matière, tantôt ondulatoire, tantôt corpusculaire.

1. Extrait de *Voyage au cœur de la lumière*, par Trinh Xuan Thuan.

La lumière apprivoisée

À l'aube du XXe siècle, la lumière va livrer l'essentiel de ses mystères. On sait depuis Isaac Newton que la lumière blanche visible est la somme de sept couleurs ; depuis Thomas Young, que sa nature est ondulatoire ; et enfin, avec les découvertes de James Clerk Maxwell, que cette onde est électromagnétique. Pour le découvrir, il a été nécessaire de créer des modèles mathématiques et des machines capables de capter les ondes et les photons.

Il est désormais possible d'instrumentaliser la lumière, de la concentrer ou de la disperser. Elle devient dès lors un allié incontournable du progrès technologique et scientifique. L'industrie, la médecine, la recherche spatiale lui doivent beaucoup.

Dessiner la lumière

La représentation des ondes émises par le Soleil est réalisée grâce à un spectroradiomètre. Cet instrument permet de visualiser les longueurs d'ondes produites par un rayon lumineux. Le spectre de la lumière ressemble à une houle marine. Une succession linéaire de vagues et de creux, plus ou moins resserrés. La longueur d'une onde, exprimée en nanomètres (1 nm = 0,0001 km), en millimètres ou en kilomètres pour les ondes hertziennes, est la distance qui sépare la crête d'une vague de la crête de la vague suivante. La longueur d'onde permet de connaître la nature des rayons.

La lumière visible par l'être humain est comprise dans les longueurs d'onde allant de 380 à 750 nanomètres. Dans cet intervalle, toutes les couleurs apparaissent (par ordre croissant de nanomètres) : violet, bleu, vert, jaune, rouge. Aux deux extrémités se trouvent les ultraviolets et les infrarouges.

La puissance thérapeutique de la lumière

Nous ne percevons donc qu'une infime partie de la lumière, mais les rayons invisibles à l'œil nu sont largement exploités aujourd'hui par la science et la médecine.

Hormis les rayons cosmiques, réservés à la recherche scientifique, qui constituent un véritable mystère, et les ondes hertziennes de très basse fréquence, la médecine exploite les potentiels :
– des rayons gamma, provenant de matériaux radioactifs, en médecine nucléaire (entre 0,0001 et 0,005 nanomètres) ;
– des rayons X en radiologie (entre 0,005 et 10 nanomètres) ;
– des rayons ultraviolets en biologie et en biophysique (entre 10 et 380 nanomètres) ;
– des rayons appartenant à la lumière visible (entre 380 et 750 nanomètres) pour la photothérapie, appelée aussi « luminothérapie » ;
– des rayons infrarouges en médecine thérapeutique (entre 750 nanomètres et 3 mm) ;
– des ondes radio et hertziennes (entre 3 mm et 30 km).

De l'héliothérapie à la photothérapie

« L'homme attendait depuis longtemps qu'elle guérisse, ou tout du moins qu'elle soigne son âme, son esprit, mais aussi son corps », écrit le Dr Luc Benichou, dans *Que la lumière soigne.*

En effet, la lumière visible n'intrigue pas que les physiciens. Elle pose également question aux médecins, qui, dès l'Antiquité, utilisaient ses vertus. À Onou, ville du dieu Râ, devenue Héliopolis, les médecins grecs antiques, dont Hippocrate (env. 460-370 av. J.-C.) et Hérodote d'Halicarnasse (env. 482-420 av. J.-C.), établissent les premières bases d'une thérapie par la lumière. L'héliothérapie est née, consistant principalement en bains de soleil prolongés. En fonction des pathologies, les patients peuvent être exposés à des rayons colorés. La pratique du bain de soleil s'étend en Asie mineure et chez les peuples arabes. Le célèbre médecin Avicenne (980-1037) dispose d'un inventaire de protocoles thérapeutiques. L'héliothérapie est alors connue pour soulager les patients atteints de vitiligo, une maladie pigmentaire de la peau. Mais aucune démonstration scientifique ne confirme, en l'état des connaissances, que la lumière visible a une véritable action thérapeutique. Ce qui explique que l'héliothérapie, comme l'intérêt de la médecine pour la lumière, aient été relégués dans les ténèbres pendant des siècles.

Bien plus tard, en 1893, au Danemark, Niels Ryberg Finsen parvient à soigner ses patients atteints de lupus tuberculeux grâce à la lumière artificielle. Il s'agit alors d'exposer les peaux lésées aux ultraviolets. Il démontrera plus tard que l'exposition de la peau à des rayons du soleil ou à un arc électrique agit comme un bactéricide et accélère la cicatrisation des tissus. La lumière rouge, au-delà du spectre de la lumière visible, en particulier, atténue le risque de cicatrices permanentes. Fondateur de l'Institut de la lumière à Copenhague, ce précurseur reçut pour ses travaux le prix Nobel en 1903. Il baptisa cette nouvelle médecine « photothérapie », du grec *phôtos*, signifiant « lumière ».

Héliothérapie et tuberculose

La renaissance de l'héliothérapie est concomitante avec l'expansion de la tuberculose. Engendrant plus de 100 000 décès par an à la fin du XIXe siècle, cette maladie infectieuse se propage dans un environnement insalubre et une forte promiscuité. Les médecins cherchent alors à favoriser l'aération des logements et l'éloignement des personnes malades. Les succès des traitements de la tuberculose par les premiers séjours en altitude en Suisse vont rapidement inciter à la construction de sanatoriums dans toute l'Europe. L'héliothérapie est aujourd'hui préconisée dans le traitement de la dépression saisonnière ou SAD (*seasonal affective disorder*), des tuberculoses extrapulmonaires, des dermatoses, des psoriasis, du rachitisme et de certaines maladies infantiles.

Lumière et métabolisme

C'est l'intuition qui fit dire à Albert Szent-Györgyi, prix Nobel en 1937 et découvreur de la vitamine C : « Toute l'énergie que nous recevons de notre corps provient du soleil. » Pour lui, l'énergie solaire, accumulée par les végétaux grâce à la photosynthèse, se retrouve intacte dans les cellules du corps humain. Mais il faudra attendre les dernières décennies du XXe siècle et la naissance de la biologie moléculaire pour mettre en évidence l'implication de la lumière dans le métabolisme des êtres vivants.

Depuis les années 1980, motivés par la question de la survie dans l'espace, dépourvu de lumière, plusieurs chercheurs vont collaborer avec la NASA et expérimenter les effets de la lumière rouge sur la régénération des cellules. Mais ce n'est qu'en 2001, suite aux travaux d'une scientifique russe, Tiina Karu, que son action thérapeutique est démontrée, la biologiste ayant mis en évidence une protéine, activée par les fréquences de la lumière, et en particulier de la lumière rouge ou proche infrarouge. Cela permit de comprendre le phénomène de la photobiomodulation.

Qu'est-ce que la photobiomodulation ?

Les systèmes vivants (cellules ou organismes) tirent leur énergie des nutriments, dont ils mettent en œuvre la dégradation (molécules ou aliments). Cette énergie est vitale pour qu'ils assument leur fonction et restent en vie. Il faut imaginer une cellule comme une enveloppe à l'intérieur de laquelle interagissent plusieurs acteurs aux rôles différenciés.

Parmi eux, la mitochondrie a pour tâche de synthétiser le glucose et l'oxygène des globules rouges. Cette synthèse entraîne la production d'une molécule : l'adénosine triphosphorique ou ATP, sans laquelle la cellule ne peut vivre. Pour réussir à produire l'ATP, la mitochondrie utilise une protéine, la cytochrome-c oxydase. Or, cette dernière est capable d'absorber la lumière et de la transformer en énergie. Ce phénomène est appelé « photobiomodulation ». Quand un rayonnement de lumière visible, et en particulier de lumière rouge, atteint cette protéine, la cellule dispose d'une nouvelle source d'énergie à l'origine d'une stimulation biologique. De là découle toute une série de bienfaits sur le métabolisme : augmentation de la circulation, oxygénation de la cellule et expulsion des toxines. Depuis cette découverte, les prescriptions thérapeutiques se sont multipliées, notamment dans certaines spécialités comme la dermatologie, la chirurgie esthétique et l'ophtalmologie. Bien entendu, les appareils mis à disposition des médecins ont considérablement évolué (voir encadré ci-contre et page suivante).

Luminothérapie et dépression saisonnière

Dans les années 1980, la luminothérapie à proprement parler n'existe pas encore. Certes, les

Appareils et traitements

Tous les traitements réalisés à partir de la lumière nécessitent des appareils spécifiques et une manipulation précise, déléguée à des médecins formés pour les appliquer. La plus grande prudence est recommandée dans le choix des praticiens.

La lumière pulsée. Elle est produite par des lampes « flash » diffusant un rayonnement de forte intensité de la totalité ou d'une partie du spectre de la lumière. Elle est utilisée pour les affections vasculaires et dermatologiques, pour lutter contre le vieillissement de la peau ou encore la dépilation.

Les LED. Le terme LED est l'acronyme de *light-emitting diode* ou, en français, diode électroluminescente. Leur efficacité lumineuse est largement supérieure à celle des ampoules classiques. Une LED de 2 watts équivaut à une ampoule incandescente de 20 watts. Les LED diffusent une lumière monochromatique suffisamment puissante pour entraîner un phénomène de photobiomodulation. L'exposition à une source LED rouge ou bleue est préconisée en dermatologie, pour la réparation des peaux abîmées, et notamment dans le traitement de l'acné. /...

La laserthérapie. La mise au point du laser (*light amplification by stimulated emission of radiation*, amplification de la lumière par l'émission stimulée de rayonnement), en 1960, constitue une avancée majeure dans la maîtrise de la lumière visible. Le rayonnement laser diffuse une intensité lumineuse bien supérieure à la lumière solaire. De surcroît, le faisceau laser, dont le diamètre est fin, ne se disperse pas dans l'atmosphère. Ainsi peut-il réaliser un aller-retour entre la Terre et la Lune sans perdre de son intensité. Les chirurgiens utilisent ce rayon plus fin qu'un bistouri pour la cicatrisation des tissus, en ophtalmologie, en dermatologie ou en cancérologie.

progrès technologiques ont permis d'apprivoiser la lumière et de créer les premiers soins par laserthérapie et photothérapie. Mais la luminothérapie sortira véritablement des limbes avec la découverte d'une pathologie singulière : le *seasonal affective disorder* (SAD), ou dépression saisonnière.

À la fin des années 1970, au National Institute of Mental Health de Bethesda (Maryland), une équipe de psychiatres et un chronobiologiste mettent en évidence le lien entre la fatigue excessive éprouvée par certains de leurs patients et l'excès de mélatonine dans les taux sanguins. Pour asseoir leur théorie, ils stoppent artificiellement la sécrétion de mélatonine, en exposant les sujets témoins à un dispositif de luminothérapie, pendant les heures où l'hormone est habituellement produite. Rappelons que la mélatonine est synthétisée quand la luminosité baisse. Cette baisse de luminosité signale au cerveau que l'heure du repos physiologique est arrivée. Il est désormais possible d'affirmer qu'une exposition prolongée à une lumière vive engendre de réelles modifications dans la chimie du cerveau, même s'il reste encore à prouver son efficacité thérapeutique.

De la théorie à la pratique

Quand le docteur Norman E. Rosenthal rejoint le NIMH, au début des années 1980, ces découvertes n'ont pas encore trouvé d'applications. Il met alors sa propre expérience au service de la science ! Souffrant lors de la période hivernale d'une baisse sensible d'énergie et luttant contre les idées noires, le psychiatre établit, le premier, un lien entre la diminution de la lumière naturelle et les troubles de l'humeur provoqués par un excès de mélatonine.

Les modifications de l'humeur touchent un grand nombre de personnes (environ 30 % de la population) de l'hémisphère nord pendant la période hivernale, sans autres conséquences notables qu'une légère baisse d'énergie. Mais 6 à 10 % d'entre eux souffrent, lors des mois les plus sombres de l'année, de graves symptômes dépressifs. Les traitements se résument alors à des prescriptions d'antidépresseurs, dont les effets secondaires sont lourds et invalidants.

Pour Norman E. Rosenthal et le docteur Alfred Lewy, il semble évident qu'un traitement par luminothérapie, en régulant la production de la mélatonine, soulagerait leurs patients. Ils obtiennent année après année de spectaculaires rémissions de la dépression saisonnière. Mais cette maladie singulière ne peut être reconnue immédiatement. Il faudra plus d'une décennie à l'équipe du NIMH pour la caractériser, en démontrer la réalité médicale et imposer le traitement par luminothérapie.

En 1987, l'association psychiatrique américaine reconnaît et identifie l'une des variantes du SAD dans son Manuel diagnostique et statistique des troubles mentaux, ou DSM (*Diagnostic and Statistical Manual of Mental Disorders*). La luminothérapie y est préconisée comme traitement de première ligne.

Luminothérapie ou photothérapie ?

Thérapie longtemps confidentielle et peu connue des médecins eux-mêmes, aujourd'hui encore, la luminothérapie apparaît pour un public de non-initiés comme un soin issu des médecines holistiques, à l'instar des médecines traditionnelles asiatiques, des massages, et de toute autre pratique visant à détendre, reposer ou déstresser.

Le goût du public pour ce type de soins, dispensés dans les instituts de beauté, les spas ou centres de relaxation, a sans doute participé à une plus grande diffusion de la luminothérapie de bien-être. Elle ne propose pas les mêmes garanties qu'une luminothérapie médicale, réalisée sous le contrôle d'un médecin.

Pour le chronobiologiste Claude Gronfier : « La communauté scientifique préfère le terme "photothérapie", puisque littéralement nous utilisons dans cette thérapie des "photons". D'autre part, l'expression "luminothérapie" recouvre un vaste champ d'applications supposées, qui ne sont pas toujours validées par des études scientifiques. Effectivement, la lumière pourrait se révéler un soin efficace sur de nombreuses pathologies, mais pour l'instant son application est restreinte à des pathologies pour lesquelles la recherche a démontré une efficacité clinique. La lumière ne peut pas tout traiter. »

Le SAD et Frederick Cook

En 1897, Frederick Cook embarque pour sa troisième expédition en Antarctique. Avec son équipage, il prévoit de réaliser le premier hivernage en terre polaire. Sur le bateau pris dans les glaces, l'ambiance est sereine, comme en témoigne sa chronique. Pourtant, avec l'arrivée de la nuit polaire, une catastrophe inattendue survient. Les hommes deviennent apathiques, se découragent, montrent des signes de détresse psychique. Pour Cook, le mal est identifiable : « C'est le voile décourageant de la noirceur (...) qui sème dans nos veines un désespoir qui transperce nos âmes. » En réaction, et tout au long de ces deux mois sans jour, Cook imposera à ses hommes une exposition directe à la lumière d'un feu de camp. La lumière plus que la chaleur, semble-t-il, leur permit de survivre à ces conditions extrêmes.

Les mots à connaître

Photobiomodulation : absorption et transformation de la lumière en énergie par la protéine cytochrome-c oxydase.

Photon : particule d'énergie, appelée aussi "quanta", véhiculée par les ondes électromagnétiques. Les photons sont produits par l'interaction électromagnétique de la lumière et de la matière. Le concept des photons, mis en évidence par Albert Einstein, est à l'origine de la création du rayon laser.

Luminothérapie ou photothérapie : thérapie basée sur l'exposition quotidienne d'un sujet humain à une lumière forte, visant à réguler la production des hormones produites par l'hypothalamus (ces hormones étant responsables du bon équilibre psychique et métabolique).

Spectre de lumière blanche : il s'agit tout simplement de la lumière visible, dont la longueur d'onde est comprise approximativement entre 380 et 780 nanomètres. La lumière blanche filtrée par un prisme contient en réalité toutes les couleurs de l'arc-en-ciel. À ses deux extrémités se trouvent le violet et le rouge.

Lumière rouge : situé à l'extrémité du spectre visible, le rouge possède une longueur d'onde de 660 à 780 nanomètres. Il est, avec l'infrarouge (longueur d'onde entre 780 et 1000 nanomètres), l'une des sources de lumière pénétrant le plus profondément dans les tissus humains.

Photothérapie : ensemble des thérapies utilisant les ressources thérapeutiques de la lumière, dont la luminothérapie.

Les mots à connaître

Infrarouge : les ondes infrarouges se situent dans les longueurs d'onde inférieures du spectre d'émission de lumière blanche. L'être humain ne les voit pas, mais reçoit leur chaleur. « Tout ce qui chauffe un tant soit peu autour de nous en produit (...). Tout corps dont la température est en dessous du zéro absolu émet ce type de rayonnement », précise le docteur Luc Benichou. C'est ainsi que l'homme lui-même est producteur d'infrarouges. La dénomination des rayons infrarouges varie selon leurs longueurs d'onde : rayons courts, rayons moyens et rayons lointains qui se dissolvent dans la vapeur de l'atmosphère. L'énergie infrarouge pénètre dans les tissus jusqu'à une profondeur d'environ 4 cm.

Ultraviolets (UV) : situés au-delà d'une des extrémités du spectre de lumière visible, les ultraviolets proches (UVA, UVB entre 400 et 280 nanomètres) et extrêmes (UVC entre 280 et 100 nanomètres) sont d'abord connus pour leurs effets délétères sur la santé, et en particulier pour provoquer l'apparition de cancers de la peau. On connaît moins leurs bienfaits sur les pathologies dermatologiques quand ils sont bien maîtrisés.

Mélatonine : hormone sécrétée par les cellules de la glande pinéale. Elle a pour fonction principale la synchronisation des cycles biologiques de l'organisme. Elle neutralise en outre les effets des radicaux libres pour les membranes cellulaires et l'ADN.

Physiologie : étude des grandes fonctions physiologiques indispensables à la survie. La physiologie intègre l'anatomie, l'histologie (étude des structures cellulaires), la circulation du sang, la digestion, etc.

CHAPITRE 2

Naissance et évolution de la luminothérapie

La lumière est aujourd'hui un outil thérapeutique bien maîtrisé. La lumière pulsée et le laser pénètrent dans les tissus et, grâce à la photobiomodulation, provoquent une régénérescence des cellules. Mais comment la luminothérapie, qui consiste en une simple exposition à des panneaux de lumière vive, peut-elle influer sur la santé ? C'est dans l'harmonie des êtres vivants avec leur environnement que se niche la réponse.

Une thérapie moderne

Si les racines de l'héliothérapie (exposition à la lumière naturelle) remontent à l'Antiquité, la luminothérapie telle qu'elle est pratiquée aujourd'hui trouve son origine dans les progrès scientifiques et technologiques de ces cinquante dernières années.

– Elle aura bénéficié en premier lieu de l'émergence d'une nouvelle science : la chronobiologie, issue de la biologie moléculaire et de la neuroendocrinologie.

– La physiologie, qui est l'étude des systèmes internes des êtres vivants, a mis en évidence les mécanismes qui président à l'absorption de la lumière par le système visuel.

– La biologie moléculaire a révélé l'impact de l'intensité lumineuse, de l'alternance jour/nuit et des saisons sur les fonctions physiologiques.

– Cette approche fut validée par la neuroendocrinologie, qui a démontré que la lumière contrôlait certaines fonctions de l'hypothalamus et la production d'hormones, telles que la mélatonine.

– La psychiatrie, enfin, en reconnaissant officiellement l'existence de dépressions liées à la baisse hivernale de la luminosité naturelle, a ouvert la voie au développement de la luminothérapie.

Le système visuel

Le système visuel humain est un outil complexe, dont toutes les potentialités n'ont pas encore été analysées. Sa fonction la plus évidente et la mieux connue réside dans la captation par une membrane sensible, la rétine, des images placées dans son champ de vision.

Le circuit de la vision

La vision est rendue possible grâce à une série d'interconnexions entre diverses cellules hyperspécialisées. Les lentilles optiques que sont la cornée, l'iris et le cristallin jouent le rôle de capteurs de la lumière, des ombres et des intensités variables, émises par les longueurs d'ondes des différentes couleurs. La rétine, placée à l'arrière de ces lentilles optiques, est à considérer comme un véritable prolongement du cerveau. Ses neurones sont en effet semblables à ceux du cortex cérébral. Elle traite l'information disparate livrée par les capteurs visuels.

L'information dépourvue de sens est transmise sous forme d'impulsions électriques au nerf optique de chaque œil. Ces deux passeurs se rejoignent au niveau du chiasma optique, dont la fonction est d'unifier les données pour réunir les images captées par les deux yeux. Il répartit ensuite ce que voit la moitié gauche de chaque rétine au corps genouillé gauche, et la moitié droite, au corps genouillé droit. Les corps genouillés latéraux affinent encore l'analyse de l'image, avant de la transmettre aux cortex gauche et droit. Ainsi, le cortex occipital gauche voit-il les deux moitiés gauches de l'image composée par les deux rétines, et le cortex occipital droit, les deux moitiés droites de l'image composée, elle aussi, par les deux rétines. Le centre cérébral visuel achève la recomposition de l'image à partir de ces données.

La captation de l'énergie lumineuse

La rétine ne sert pas seulement à voir ce qui nous entoure. Elle est dotée de capteurs spécifiquement dédiés à la lumière. Sa structure est extrêmement complexe et s'apparente à un « mini-cerveau », comprenant des neurones et des synapses. Elle opère un traitement électrochimique de l'information reçue. Les images sont guidées vers les cônes et les bâtonnets, tandis que l'énergie de la lumière est sélectionnée par les cellules ganglionnaires, directement reliées à l'hypothalamus, dont nous verrons plus loin l'importance. Il existe donc deux circuits autonomes : celui de la vision et celui de la captation de l'énergie lumineuse.

Les cellules oculaires seraient les descendantes des algues primitives, vivant dans des profondeurs opaques. Leur hyper-spécialisation serait-elle un héritage lié à leur origine ? Tout laisse à penser que oui et que, conditionnées par la nécessité de capter une lumière chiche, ces cellules aient développé des stratégies toujours opérantes aujourd'hui !

Une longue enquête

Les horloges biologiques rythment la vie de tout être vivant sur Terre. Plantes, animaux et êtres humains y sont également soumis. Elles déterminent les cycles reproductifs, les périodes d'activité ou de repos, les cycles de croissance, l'hibernation, les périodes de migration… Ces faits sont connus, intuitivement, depuis près de trois mille cinq cents ans. Mais les recherches sur les rythmes biologiques ont débuté bien plus tard, avec l'étude des cycles de vie des végétaux.

La découverte de la photosynthèse

Le lien consubstantiel qui lie la croissance des plantes à la lumière naturelle est découvert au XVIIIe siècle. Pourtant, il faut attendre 1864 et les conclusions du médecin et physicien allemand Julius Robert von Mayer, pour comprendre comment les plantes transforment l'énergie lumineuse en énergie chimique, comment, en quelque sorte, elles se nourrissent de la lumière. C'est la photosynthèse.

La découverte de la photosynthèse des plantes suscite de nouvelles questions : les êtres vivants, comme les plantes, organisent-ils leurs cycles de vie en fonction de la lumière ? De même que les plantes s'ouvrent le matin et se referment le soir, sont-ils dans leur physiologie conditionnés par l'alternance du jour et de la nuit ?

La capacité des êtres vivants à prendre « la mesure directe de la durée d'éclairement journalier, qui varie continûment et de manière très prévisible avec la saison »[1] , et à la traduire par des phénomènes physiologiques aussi évidents que le sommeil, demeure un mystère.

1. Extrait de *Les Horloges du vivant*, par André Klarsfeld.

L'isolement de la mélatonine

Au XXe siècle, grâce à la biologie moléculaire et aux nouveaux procédés d'investigation du cerveau, les chercheurs mettent à jour les mécanismes internes gouvernés par la lumière. L'isolement, en 1958, de la mélatonine, une hormone produite par la glande pinéale, constitue un évènement majeur dans la compréhension des relations entre rythmes biologiques et niveau d'éclairement. En effet, la mélatonine est une hormone produite seulement au crépuscule, quand la lumière naturelle baisse. Son apparition provoque des réactions en chaîne, qui ont toutes pour objectif de favoriser l'endormissement et le ralentissement des activités internes. Mais la mélatonine cesse d'exister dans les taux sanguins dès que l'œil capte à nouveau de la lumière ! Au moins, un lien entre lumière et métabolisme est démontré, mais il n'explique rien des procédés empruntés par le cerveau.

La chronobiologie

La lumière conditionne bel et bien la vie humaine, mais comment ? Pour répondre à cette question, les scientifiques vont explorer les divers mécanismes imbriqués les uns aux autres, interdépendants, qui gouvernent la physiologie humaine. L'anatomie du cerveau est bien connue, mais les mécanismes du fonctionnement neuronal demeurent en partie un mystère. Il faudra donc plusieurs décennies et de nombreuses investigations pour qu'émerge une nouvelle science : la chronobiologie, qui est l'étude des rythmes en fonction desquels agissent nos organes.

Les rythmes biologiques

Au centre du cerveau se nichent trois régions faisant office de relais entre le cortex et divers systèmes (endocrinien notamment) : le thalamus, l'hypothalamus et l'épithalamus. Ils participent à la régulation du métabolisme, à la mise en marche ou au repos des fonctions végétatives, comme la faim, mais aussi aux émotions et à l'humeur.

L'hypothalamus jouit d'un statut à part, agissant comme un donneur d'ordres sur l'épiphyse (appelée aussi « glande pinéale »). Il coordonne les horloges biologiques responsables des cycles des rythmes biologiques, tous reliés à une fonction ou un organe. Parmi les plus évidents, ceux de la température corporelle, de la veille et du sommeil, de la pression artérielle, de la pression respiratoire, de la digestion…

Ces rythmes sont inscrits dans notre ADN. Les gènes period 1 et 2 leur donnent la mesure d'un temps que l'on pourrait appeler « physiologique » et qui n'a rien à voir avec le temps des montres. Ce temps interne, inné et propre à chaque individu, a été comptabilisé en heures, en jours, en mois et en saisons. Les gènes period ne fléchissent jamais et renouvellent sans faillir les cycles perpétuels de la chimie corporelle. Si aucun régulateur ne venait les remettre à l'heure, ils poursuivraient leur cheminement cyclique la nuit comme le jour, en dépit des conditions environnementales. Ils n'ont qu'une faiblesse : ils ne connaissent pas le temps géophysique, celui de la rotation de la Terre, de l'alternance jour/nuit.

Les donneurs de temps

La tâche de synchronisation des rythmes endogènes avec la rotation terrestre revient aux « donneurs de temps ». Ces derniers apportent à l'horloge centrale, située dans l'hypothalamus, les informations nécessaires à la synchronisation des horloges périphériques. Mais comment cette horloge centrale se synchronise-t-elle avec la rotation terrestre ? Il faut attendre les années 2000 pour isoler dans le système oculaire des cellules capables d'absorber la lumière, mais indépendantes des cônes et des bâtonnets, qui permettent la vision.

Cette découverte autorise à penser que la perception de la lumière est dissociée de la vue et explique pourquoi les rythmes biologiques des personnes non voyantes ne sont pas perturbés par ce handicap. Elle donne aux chronobiologistes la confirmation que des mécanismes physiologiques sont activés par la lumière. « Depuis, ajoute Claude Gronfier, chonobiologiste, nous avons pu dénombrer une dizaine de structures cérébrales stimulées par cette dernière. »

Le noyau suprachiasmatique

La lumière captée par les cellules photoréceptrices non visuelles se transforme en impulsion électrique. Cette impulsion, qu'il faut imaginer comme une information circulant à la manière d'une onde radio, est dirigée vers l'hypothalamus. Celui-ci, fidèle horloger, traite l'information grâce au noyau suprachiasmatique. Cet amas de neurones constitue « le site de l'horloge centrale des mammifères. C'est elle qui synchronise et coordonne la totalité des rythmes physiologiques », explique André Klarsfeld, dans *Les Horloges du vivant.*

Le noyau suprachiasmatique, relié à la glande pinéale, à l'hypophyse et à la glande pituitaire, incite ses inféodés, en fonction des données recueillies (augmentation ou baisse de la luminosité), à produire en quantité nécessaire et suffisante les hormones, neurotransmetteurs et tout autre composé utile, pour que l'information s'inscrive dans l'activité immédiate des organes.

Pour que l'information soit bien comprise et se traduise par des actions, les gènes period produisent en quantité des protéines spécifiques. Quand l'action est menée à bien, ces mêmes protéines vont inhiber les gènes dont elles sont issues, afin de couper court à leur propre prolifération. Elles disparaissent alors progressivement de la chimie corporelle. Quand elles deviennent trop rares, les gènes sont désinhibés et peuvent à nouveau produire des protéines. Le cycle se restaure ainsi automatiquement.

Des cellules à l'heure

Dans ce voyage à l'intérieur du corps humain, la science avance à pas de géant dans un univers microscopique. On suppose depuis peu que la cellule serait elle-même pourvue d'une horloge synchronisée par le big boss, le noyau suprachiasmatique. Comment cette horloge cellulaire fonctionne-t-elle ? Rappelons qu'à l'origine du développement cellulaire, au stade embryonnaire, les cellules n'ont pas de fonction

Les rythmes biologiques

Notre organisme est gouverné par les rythmes dits « chronobiologiques ». Ils régulent la production des hormones et nos fonctions physiologiques. Ces rythmes sont largement influencés par deux types de facteurs.

- Les facteurs « exogènes », c'est-à-dire extérieurs au corps : luminosité naturelle variable suivant les saisons, mode de vie, décalages horaires, travail en horaires décalés, etc. Ils sont appelés les « donneurs de temps ». Ils régulent nos rythmes internes pour nous permettre de nous adapter à notre environnement. Le donneur de temps primordial est la lumière naturelle.

- les facteurs « endogènes », c'est-à-dire provenant de la physiologie : ils sont génétiquement inscrits dans l'être humain et ne varient pas en fonction de facteurs exogènes. /...

déterminée. On les appelle alors des « cellules souches » ou « indifférenciées ». Cette relative oisiveté est de courte durée. La cellule va rapidement se spécialiser pour assurer le développement et la survie d'un organe. Chaque cellule produit pour ce faire des dérivés génétiques destinés à assurer la fonction de l'organe. Mais elle ne le fait pas à n'importe quel moment. Ainsi les cellules hépatiques, la journée, fabriquent du glycogène, où les hydrates de carbone sont stockés ; la nuit, ce glycogène se dégrade et devient du glucose, celui-là même qui sera activé par le cortisol au lever du jour et fournira l'énergie nécessaire aux activités diurnes.

Si l'horloge de la cellule se dérègle, en raison d'une défaillance du gène PER2, le stockage de glycogène ne se fait plus et il n'y a plus d'énergie disponible en temps voulu !

À chacun son heure

Le rythme circadien est le rythme journalier, dont la durée varie selon les individus entre 20 et 28 heures. Au cours de ce cycle, l'alternance veille/sommeil s'accompagne de modifications régulières de la température du corps, de la tension artérielle, des sécrétions hormonales et des battements cardiaques.

Les rythmes infradiens sont hebdomadaires, mensuels ou saisonniers. La fatigue de l'inter-saison, bien connue, dépend du rythme saisonnier. Nous avons plus besoin de dormir en hiver qu'en été.

Les rythmes ultradiens s'étendent sur une période inférieure à 20 heures. Les phases de sommeil de 90 minutes, le rythme cardiaque sont des rythmes ultradiens.

On sait depuis peu que les femmes et les hommes n'ont pas les mêmes horloges. Celle des femmes avance plus rapidement, leur rythme circadien étant plus court d'environ 6 minutes par rapport à celui des hommes. « Les chercheurs ont conclu que les femmes ont 2,5 fois plus de chances que les hommes d'avoir un rythme circadien de moins de 24 heures. »[1] Cela n'est pas sans conséquence sur la vie quotidienne des femmes, leurs horloges étant en avance sur le temps des montres réelles. Elles sont bien souvent contraintes de prolonger leurs activités tard le soir, alors que leur métabolisme les invite à se coucher plus tôt. « Cette désynchronisation entre l'heure biologique et l'heure réelle du coucher entraînerait une diminution de la durée du sommeil et des difficultés à s'endormir. Cela pourrait expliquer pourquoi l'insomnie a une prévalence beaucoup plus élevée parmi les femmes », suggère Claude Gronfier, qui a participé à cette étude.

1. Source : www.inserm.fr – « Sex difference in intrinsic circadian period in humans », division of Sleep Medicine, Department of Medicine, Brigham and Women's Hospital, and division of Sleep Medicine, Harvard Medical School, Boston, 2011.

Quand l'horloge n'est pas à la bonne heure

Les horloges biologiques conditionnent donc la production d'hormones, dont l'influence sur la santé est largement démontrée. Ces horloges sont mises à l'heure par l'horloge centrale (noyau suprachiasmatique), située dans l'hypothalamus. Cette horloge est reliée au temps terrestre, donné par les variations de la luminosité la journée et l'alternance jour/nuit.

On sait qu'une diminution de la lumière déclenche la production de mélatonine (qui crée les conditions d'un repos métabolique), mais que, si l'on expose un organisme en sommeil à une lumière vive, la production de mélatonine est interrompue au profit d'un neurotransmetteur, la sérotonine. Cette dernière module l'activité d'autres neurotransmetteurs (noradrénaline, dopamine) impliqués dans les activités diurnes. Mélatonine et sérotonine agissent sur la vigilance, l'humeur, la maturation neuronale, la maturation sexuelle, etc. Cela n'est qu'un exemple parmi d'autres des conséquences pour l'organisme d'un dérèglement de l'horloge centrale.

Si, en raison des conditions environnementales, l'hypothalamus reçoit une information erronée, lui indiquant par exemple qu'il fait nuit alors qu'il est midi, ce dernier produit les mauvaises hormones au mauvais moment. Les transmetteurs de ces hormones transportent donc une fausse information au récepteur, ou cellule cible, qui bien évidemment donnera la bonne réponse physiologique, mais pas au bon moment !

La plupart du temps, une désynchronisation des rythmes biologiques entraîne des désordres qui passent inaperçus ou sont limités dans le temps (*jet lag* ou décalage horaire), mais plus le phénomène est durable, plus l'impact sur la santé est important. C'est ainsi que, depuis 2007, l'Organisation mondiale de la santé a classé le travail en horaires décalés pratiqué plus de quinze ans comme « probablement cancérigène ». Pour le professeur Yvan Touitou, du département de chronobiologie de la Pitié-Salpêtrière : « De nombreuses pathologies s'accompagnent d'une désynchronisation de l'horloge biologique, de la simple fatigue jusqu'au cancer, en passant par l'Alzheimer. » [1]

La luminothérapie remet les pendules à l'heure

La chronobiologie a permis de démontrer qu'une exposition trop rare à la lumière naturelle, certaines pathologies, le vieillissement, le décalage horaire et le trouble de l'humeur saisonnier entraînent une fatigue excessive, une baisse de vigilance, un dérèglement des fonctions organiques, une baisse des défenses immunitaires.

1.Source : www.zestress.com

Ce constat amena certains praticiens à se tourner vers une thérapie marginale jusqu'alors, car n'ayant pas fait la preuve scientifique de son efficacité : la luminothérapie. Pourtant, depuis les années 1980, des milliers de personnes parvenaient à surmonter leur dépression saisonnière grâce

La chromothérapie

Les couleurs n'existent pas en tant que telles. Elles sont le fruit d'une opération complexe, réalisée par notre système visuel et notre cerveau.

Deux types de cellules sont dédiées à la captation des images dans la rétine : les bâtonnets et les cônes. Ce sont ces derniers qui nous offrent un monde en couleurs. Il existe trois types de cônes, dotés individuellement d'un pigment sensible à une seule couleur. Il y a ainsi un cône pour la lumière bleue, un autre pour la lumière verte, un troisième pour la lumière rouge. Ces trois couleurs constituent les trois couleurs primaires présentes dans le spectre de la lumière visible. Comment peuvent-elles nous permettre de voir une infinité de couleurs différentes ?

Pour le comprendre, il faut se souvenir que la couleur n'est qu'une fraction de la lumière visible correspondant à une certaine longueur d'onde. Les longueurs d'ondes des couleurs, à la différence des longueurs d'ondes radio, peuvent se mélanger. L'infinie variété des couleurs n'est que la résultante du mélange des trois couleurs primaires captées par les cônes. La rétine reçoit ces longueurs d'ondes, qui sont traitées concomitamment par les bâtonnets, qui perçoivent les contrastes, et par les cônes, qui perçoivent les longueurs d'ondes des couleurs. Ces deux cellules photoréceptrices engrangent les pièces d'un puzzle, dont la couleur est « définie » par la luminosité ambiante, la matière de l'objet et des objets environnants, les volumes et les contrastes.

Ces pièces parviennent disparates dans le cortex, qui se charge de les rassembler à une exposition quotidienne à une lumière de vive intensité. Il s'est avéré que ce trouble était lié à la désynchronisation de l'horloge centrale. D'une certaine manière, la luminothérapie remettait les pendules à l'heure de la chronobiologie !

pour en faire un tout cohérent : « l'image » d'une couleur. Cette image est interprétée comme chaude ou froide, rassurante ou effrayante, par le cerveau. La somme des mémoires, des acquis culturels, des croyances agit donc sur notre perception des couleurs.

Pour les médecines anciennes, et au premier chef la médecine ayurvédique, l'énergie solaire blanche est la somme des énergies de chacune des couleurs du spectre. Ces énergies gagnent nos cellules par les organes en connexion avec l'extérieur : yeux, peau, respiration. « La couleur intervient en activant ou en favorisant la production d'hormones nécessaires pour que nous puissions retrouver à nouveau un équilibre harmonieux. », explique Jean-Pierre Couwenbergh, dans *Chromothérapie et luminothérapie*.

On sait d'ailleurs depuis peu que les cellules photosensibles rétiniennes, à l'origine de notre vision des couleurs, induisent des modifications physiologiques dans le corps humain. Le rouge augmente la pression artérielle, tandis que le bleu a un effet calmant.

La chromothérapie consiste en général en l'exposition à des sources de lumières colorées (la couleur est choisie en fonction des besoins thérapeutiques) : on parle alors de chromothérapie lumineuse. Mais d'autres écoles de médecines douces préconisent la chromothérapie moléculaire, le postulat étant que le rayonnement provient de la matière (nutriments colorés, eau dynamisée colorée, etc.), et non de la lumière visible. Aucune étude scientifique n'a confirmé cette théorie.

La luminothérapie au secours de nos horloges

La chronobiologie a levé le voile sur la relation vitale que l'homme entretient avec la lumière. Les rythmes biologiques gouvernent notre physiologie mais sont eux-mêmes dépendants de l'environnement.

De l'aube au crépuscule, le corps humain vit sous un certain climat « physiologique » propre à la veille : force physique, systèmes sanguin, respiratoire et digestif en alerte, vigilance intellectuelle… En fin de journée, quand la luminosité de la lumière naturelle baisse, la rétine signale à notre cerveau qu'il est temps de changer de tempo. Le corps change alors de climat « physiologique », pour se préparer à un sommeil réparateur. L'horloge centrale et les horloges périphériques des organes suivent invariablement ce rythme jour/nuit.

Ce processus inné est inscrit dans nos gènes, mais peut être soumis à une forte pression en raison de nos modes de vie contemporains, de voyages au long cours, d'un travail déconnecté de l'alternance jour/nuit. Le déphasage de nos horloges internes par des facteurs exogènes (dus à une cause externe) n'est pas sans conséquence. Il entraîne des modifications sensibles dans le fonctionnement des cellules, la production des enzymes et des hormones.

Quelle que puisse être l'origine des dérèglements et la nature des pathologies, une synchronisation des rythmes biologiques par une exposition à la lumière sera toujours bénéfique. Elle peut dans certains cas représenter une alternative plus efficace que les thérapies conventionnelles.

Les mots à connaître

Chronobiologie : étude des rythmes biologiques, de leur régulation et de leur impact sur les êtres vivants.

Glande pinéale ou épiphyse : glande en forme caractéristique de pomme de pin, présente dans le cerveau des vertébrés. Productrice de la mélatonine. Cette glande fut longtemps considérée comme le siège de l'âme ou troisième œil. De nombreuses écoles spirituelles y font référence (tantrisme, yoga, etc.). Cet organe proviendrait des mammifères primitifs, dont les lézards.

Glande pituitaire ou hypophyse : glande endocrine essentielle au fonctionnement hormonal du corps humain. Elle produit notamment l'hormone de croissance et les hormones de la reproduction.

Hypothalamus : structure du système nerveux central, l'hypothalamus compose, avec le thalamus et l'hypophyse, un ensemble complexe. Il agit comme un régulateur ou un déclencheur de nombreuses fonctions métaboliques et fait le lien entre le système nerveux autonome et le système endocrinien.

Noyaux supra-chiasmatiques (NSC) : amas de neurones présents dans l'hypothalamus, à proximité du croisement des nerfs des rétines gauche et droite, et siège de l'horloge centrale ou circadienne. L'horloge circadienne gouverne toutes les horloges périphériques situées dans les organes.

Sérotonine : neuromédiateur ou neurotransmetteur du système nerveux central. Impliquée dans le cycle veille/sommeil, dans la régulation des humeurs, de l'appétit, la sérotonine est issue du tryptophane, un acide aminé présent dans l'alimentation.

CHAPITRE 3

Le déroulement des traitements

La cure de luminothérapie ne pose aucune difficulté particulière, si ce n'est qu'elle doit être prescrite par un médecin, de préférence un psychiatre ou un spécialiste du sommeil. Elle implique une certaine régularité et le respect des temps d'exposition à la lumière. Nous décrirons dans la deuxième partie de ce livre, pour chaque pathologie, les préconisations médicales les plus courantes. Il n'en demeure pas moins que, comme tout traitement médical, la luminothérapie se déroule selon un protocole déterminé par votre médecin.

L'exposition

La cure de luminothérapie a lieu généralement le matin avant 9 heures. Suivant les pathologies traitées, elle peut aussi se dérouler à divers moments de la journée. Elle doit être quotidienne et respecter certaines règles.

L'appareil certifié pour cet usage diffuse une lumière proche du spectre lumineux solaire, mais sans infrarouges (IR) ni ultraviolets (UV), nuisibles pour la peau et la cornée. Si les puissances d'éclairement varient de 2 500 lux à 10 000 lux, les spécialistes s'accordent sur « la supériorité thérapeutique d'intensités fortes (sup. à 6 000 lux) par rapport à des intensités moyennes (de 1 700 à 2 500 lux). »[1] Le protocole habituel est de 10 000 lux pendant 30 minutes. Le visage est tourné vers le champ de lumière, mais il est inutile de fixer la source lumineuse.

La luminothérapie peut être pratiquée à l'hôpital, dans les centres qui proposent cette thérapie ou à domicile, sous surveillance médicale.

La séance dans les détails

Toutes ces précautions prises, la cure de luminothérapie se déroule d'une façon très simple. Il suffit de vous exposer à la lumière, en respectant les distances conseillées par le fabricant.

1. Extrait de *Photothérapie*, par Christian Even.

Asseyez-vous devant la lumière, de telle manière que vos yeux se trouvent dans le halo lumineux. Il est important que vous dirigiez votre regard régulièrement (une fois par minute) vers la source lumineuse et que vous respectiez la distance qui vous procure 10 000 lux, en fonction de votre appareil. Gérard Pons, promoteur de la luminothérapie en France, conseille d'incliner légèrement la lampe vers le bas, selon un angle de 30 degrés.

Pas de luminothérapie pour les bébés

Aucune étude ophtalomogique ne s'est intéressée à d'éventuels effets secondaires sur la vision des nouveaux-nés, soumis à une lumière d'aussi forte intensité. Par principe de précaution, n'exposez pas votre nourrisson et vos enfants en bas âge lors de vos séances.

Conservez les yeux ouverts, sans fixer la source lumineuse. Toutes les minutes environ, dirigez votre regard vers elle. Il n'est pas utile de demeurer immobile sans rien faire ! L'ennui est l'ennemi de la cure… occupez votre temps d'exposition à des occupations plaisantes : déjeunez, lisez, écoutez une émission de radio, etc. Vous pouvez également utiliser votre ordinateur, mais ce dernier ne doit pas masquer la lumière.

Les contre-indications

Les appareils de luminothérapie sont équipés de filtres à ultraviolets (UV), rendant le risque d'atteinte ophtalmique quasi nul. Des études montrent l'innocuité des traitements, même après plusieurs années de cures saisonnières. Néanmoins, par principe de précaution, un bilan ophtalmologique préalable est demandé aux patients.

Les patients souffrant d'une pathologie préexistante, rétinienne (dégénérescence maculaire liée à l'âge, rétinites pigmentaires), ou oculaire (cataracte, glaucome, iritis, herpès oculaire, orgelet, syndrome de Sjögren, uvéite, etc.), doivent demander conseil à leur ophtalmologiste avant de choisir la luminothérapie. La prudence est de mise pour les patients atteints de diabète, d'hypertension artérielle sévère mal contrôlée et de lupus érythémateux.

Ces paramètres peuvent constituer une contre-indication à la luminothérapie. Vous veillerez donc à bien informer votre médecin des diverses pathologies oculaires ou rétiniennes dont vous pourriez souffrir, ainsi que des traitements en cours. Si les traitements photosensibilisants (antibiotiques, tels que les tétracyclines, ou lithium, par exemple) ne peuvent être interrompus, la luminothérapie sera proscrite.

La prudence est de règle chez les gens souffrant de troubles bipolaires. Une surexposition à la lumière peut déclencher une phase maniaque ou un épisode euphorique avec agitation. Ce risque est accru si le patient prolonge les séances de luminothérapie. Les médecins préconisent des séances de 10 minutes pendant les phases dépressives et un arrêt du traitement dès l'amélioration des symptômes.

Les effets secondaires

Les effets secondaires de la luminothérapie sont peu nombreux et de faible intensité. Ils se résolvent spontanément par l'arrêt du traitement ou par une diminution du temps d'exposition.

Dans certains cas, la luminothérapie peut entraîner une irritation des yeux et de la peau, en particulier chez les personnes aux yeux verts ou bleus, aux cheveux blonds ou roux, dont la peau est ordinairement plus sensible. L'apport de larmes artificielles et l'utilisation d'une crème solaire réduisent sensiblement les phénomènes d'irritation.

Des céphalées d'intensité variable apparaissent si les expositions sont trop prolongées. Pour limiter l'impact de cet effet secondaire, il peut être proposé de s'exposer durant moins longtemps (10 minutes) ou d'adopter une position plus éloignée de la source lumineuse. Le temps d'exposition est ensuite augmenté progressivement, sur une à deux semaines, pour atteindre la durée initiale prescrite.

Si des épisodes d'insomnie apparaissent pendant le traitement, vous veillerez à réaliser votre séance le matin uniquement.

Quels bienfaits ?

Si vous souffrez à l'automne et pendant l'hiver d'une baisse sensible de tonus, la luminothérapie devrait vous permettre de passer ce cap difficile. Une exposition quotidienne d'une demi-heure suffit en général à réguler les troubles. La cure doit débuter dès les premiers signes de fatigue, au milieu de l'automne, ou à l'apparition des symptômes, jusqu'à la fin de l'hiver. Il est inutile de poursuivre quand la lumière naturelle est suffisante. Les personnes souffrant de dépression saisonnière légère voient leurs symptômes disparaître naturellement quand les jours rallongent et que la luminosité ambiante s'accroît, en mars ou avril.

Si votre travail vous impose des horaires atypiques (très tôt le matin, par exemple), pouvant influer sur la qualité de votre sommeil, ou si vous travaillez de nuit, vous pouvez prolonger votre cure toute l'année. Les effets se font sentir la plupart du temps après quatre à cinq jours d'exposition. Mais attention, ces bénéfices sont transitoires. Une interruption de plusieurs jours entraîne la réapparition des symptômes.

En l'absence d'amélioration

Si vous ne constatez aucune amélioration après une semaine de traitement, examinez les points suivants…

– L'équipement : si votre appareil a plusieurs années, ses tubes fluorescents sont peut-être moins efficaces, et l'éclairement est insuffisant.

– La puissance de l'appareil n'est peut-être pas adéquate (inférieure à 10 000 lux).

– La position : vous vous placez trop loin de la lampe. Cette dernière est mal positionnée. Elle ne se trouve pas dans votre champ de vision.

– La durée d'exposition : respectez-vous le temps préconisé ? Avez-vous tendance à bouger pendant la séance et à quitter ainsi le champ lumineux ?
– L'heure de la séance : elle influe sur les résultats et peut être trop matinale ou trop tardive.
– Êtes-vous soumis à un stress particulier ? Travaillez-vous dans un espace moins éclairé ?

Ne pas en abuser !

En luminothérapie, comme pour tout, le trop est l'ennemi du bien. Respectez les temps d'exposition. Vous éviterez ainsi les désagréments dus à une surexposition. Ils se manifestent par une certaine agitation, voire une surexcitation, des céphalées, un sommeil agité et non réparateur. Si vous ressentez ces symptômes, réduisez le temps d'exposition, éloignez-vous de la lampe ou interrompez votre cure dès les beaux jours. Il se peut également que vous regardiez trop fixement l'appareil.

CHAPITRE 4

Le bon dispositif

Fiat lux ! À domicile, la luminothérapie nécessite l'acquisition d'appareils spécifiques, dont la fabrication est régie par la norme s'appliquant aux appareils électromédicaux. Il convient de vérifier que l'appareil que vous achetez respecte bien cette norme.

Bien s'équiper

Vous ne choisirez pas un dispositif de luminothérapie avec la même légèreté qu'une lampe décorative. Gardez à l'esprit qu'il est destiné à un soin et doit donc se conformer à des normes précises.

Assurez-vous auprès du revendeur ou du fabricant que la lampe de luminothérapie est bien conforme à la directive 93/42 CEE, relative aux dispositifs médicaux actifs de classe IIa. Chaque lampe conforme à cette directive a fait l'objet de tests techniques, qui garantissent à la fois son efficacité et son innocuité. La conformité de votre lampe à cette directive 93/42 CEE induit notamment le respect de nombreuses normes. Nous ne citerons que deux d'entre elles, pour leur impact sur votre sécurité : la norme IEC 60601-1 concerne la sécurité électrique ; la norme IEC 60601-1-2 garantit la compatibilité électromagnétique des matériaux.

Les mentions obligatoires

Pour identifier si une lampe de luminothérapie est bien conforme à la directive, il vous suffit de vérifier que le logo CE inscrit sur le dispositif et sur le packaging est bien suivi de quatre chiffres. Par exemple, une lampe certifiée par l'organisme notifié français porte les chiffres 0459 juste après le logo CE, ce qui donne CE0459 dans ce cas. Un audit de l'organisme notifié intervient chaque année pour valider que le fabricant se conforme toujours à la directive. Ces quatre chiffres changent quand il s'agit d'un organisme étranger, mais ils doivent dans tous les cas être accolés au logo CE. Ce marquage est présent sur le dispositif, la notice d'utilisation et l'emballage.

En clair, un logo CE isolé signifie que votre lampe n'a pas d'agrément médical et ne peut être vendue comme dispositif de luminothérapie. Elle peut s'avérer non efficace, voire dangereuse pour l'utilisateur.

Les fabricants proposent parfois une garantie de deux ou trois ans pour le dispositif.

Questions de coût

Les dispositifs de luminothérapie représentent un véritable investissement. Si d'autres pays, comme la Suisse, l'Allemagne, les États-Unis et le Canada ont inclus les appareils dans leur système de remboursement, ce n'est pas le cas en France. L'équipement sera donc entièrement à votre charge. De plus, la location est peu répandue en France. Néanmoins certaines pharmacies et magasins « bien-être » proposent cette prestation. Si vous deviez avoir recours à la location, vérifiez également la qualité des lampes.

La norme de sécurité IP 44

Certains appareils disposent en outre de la norme IP 44. L'indice de protection (IP) est un standard international, défini par la Commission électrotechnique internationale. Il classe les appareils en fonction de leur capacité à résister aux intrusions de corps solides ou liquides, pouvant endommager la lampe et présenter un risque d'électrocution. L'IP 44 est donné aux équipements protégés contre les « corps solides de plus de 1 mm » et protégés contre « les projections d'eau de toutes directions ». Pour les lampes de luminothérapie que vous poserez sur la table de la cuisine, cette norme est tout à fait indiquée, mais attention, elle ne signifie pas que la lampe est étanche et peut supporter une immersion ! Restez prudents.

Quels risques avec une lampe sans agrément médical ?

Pourquoi devez-vous vérifier que votre lampe est bien conforme à la directive 93/42 CEE relative aux dispositifs médicaux ? Parce que cela vous garantit une utilisation en toute sécurité et une efficacité optimale.

L'émission de rayons nocifs

Si vous avez acquis une « fausse » lampe de luminothérapie, qui se prévaut abusivement d'allégations médicales (lutte contre le blues hivernal, etc.), le premier risque encouru est une émission excessive de rayons nocifs, tels que les ultraviolets (UV) et, dans une moindre mesure, les infrarouges (IR), invisibles à l'œil nu mais bien présents. Les ultraviolets (UVA et UVB) ont des effets délétères sur la peau et le système oculaire.

Les tubes ou ampoules des équipements de luminothérapie projettent, suivant les modèles, plus ou moins d'UV. Les fabricants n'ont pas l'obligation d'inscrire sur leurs notices les degrés d'UV émis par leurs sources de lumière. Aussi cette information est-elle parfois difficile à obtenir. Si vous le pouvez, choisissez un produit pour lequel vous aurez l'assurance de la qualité du tube émetteur de lumière et, si besoin, demandez un spectogramme. Certains fabricants ont par exemple recours à l'expertise du Laboratoire national français de métrologie et d'essais, et garantissent ainsi zéro UV.

Toutes les lampes doivent comporter un filtre anti-UV et anti-IR. Vous ne devez ni l'enlever ni le modifier, ou vous risqueriez de transformer un appareil inoffensif en un véritable danger. Abstenez-vous de manière générale de toute intervention sur l'appareil.

Risque électrique et mauvaise qualité lumineuse

Le second risque est une non conformité aux normes de sécurité électrique (IEC 60601-1) et d'émissions d'ondes électromagnétiques (IEC 60601-1-2), pouvant provoquer de simples désagréments (interférences avec d'autres appareils) ou, plus grave, des accidents, s'il y a un risque de sécurité électrique.

Le troisième risque concerne la qualité de la lumière émise. Certaines lampes à bas prix, sans agrément médical, n'utilisent pas de ballast électronique, ce qui provoque une sensation de scintillement de la lumière, fort désagréable et fatigante pour les yeux. Enfin, les composants principaux utilisés dans ce type de lampe (ballast et tubes) sont souvent des produits sans marque, avec une durée de vie garantie aléatoire.

Le confort de la lumière, une question de température

Deux types de dispositifs de luminothérapie se partagent le marché : ceux à lumière blanche et ceux à lumière bleue. Les dispositifs émettant une lumière visible blanche représentent la grande majorité.

La lumière blanche est plus ou moins accueillante en fonction du nombre de degrés kelvin, le kelvin (K) correspondant à la température de couleur. Plus la température de couleur est basse, plus l'œil perçoit un blanc orangé, considéré comme « chaud » et agréable. C'est le cas avec la plupart des lampes, qui diffusent une lumière se situant en général entre 4 000 K et 6 000 K. Le confort est maximal pour une exposition qui dure au moins 30 minutes, tout en conservant l'efficacité thérapeutique.

Quand la température dépasse 6 000 K, l'œil perçoit un blanc bleuté, considéré comme « froid », donc plus agressif, en particulier dans la durée. La source lumineuse provient en général de tubes fluo compacts blancs.

Ce type de lumière blanc bleuté, lorsque la lampe est bien conforme à la directive 93/42 CEE, a l'avantage d'être efficace tout en étant inoffensif. La plupart des études internationales ayant démontré les nombreux bénéfices thérapeutiques de la luminothérapie ont été réalisées avec ce type de lumière blanche.

En revanche, vous éviterez impérativement toute exposition face à une lampe halogène émettrice de rayons UV et absolument inadaptée, en dépit de sa lumière blanche.

Les appareils à lumière bleue

Nous avons vu qu'il existait dans la rétine des cellules ganglionnaires photoréceptives. Les cellules concernées contiennent un photopigment, la mélanopsine, agissant sur le réflexe photomoteur et le rythme circadien. Ces cellules sont particulièrement sensibles à la lumière bleue monochromatique (entre 460 et 480 nm) des LED.

Les fabricants se sont intéressés à cette lumière bleue et commercialisent depuis quelques années de petits appareils équipés de LED. Ce type de lumière agit plus fortement sur les cellules ganglionnaires génératrices de mélanopsine.

Plusieurs articles et études parus évoquent des risques photobiologiques de lésions rétiniennes, liés à la lumière bleue. Tous les dispositifs émettant ce type de lumière ne sont pas dangereux, mais les ophtalmologistes émettent de nombreuses réserves.

Des études récentes ayant révélé que les cônes et bâtonnets ont aussi un rôle majeur sur le rythme circadien, cette lumière bleue paraît de moins en moins pertinente, telle qu'elle est proposée aujourd'hui par ces petits dispositifs.

Puissance et distance

L'efficacité de la lampe va dépendre également de sa puissance d'éclairement. Elle est exprimée en lux. Les lux représentent la quantité de lumière reçue sur une surface, indépendamment de la puissance, exprimée en watts, de l'appareil. La quantité de lux fournie par une lampe est cal-

Les LED sont-elles dangereuses ?

Qu'elles soient utilisées pour l'éclairage de la maison ou pour équiper les appareils de luminothérapie, les LED sont aujourd'hui de plus en plus répandues, en raison notamment de leur faible consommation d'énergie. Leur intensité lumineuse très performante accroît encore leur popularité. On estime que, dans les prochaines années, le LED devrait occuper près de 80 % du marché des ampoules.

Une ampoule LED diffuse une lumière bleue, composée d'un rayonnement de longueurs d'ondes courtes, proche de celui des UV. Cette teinte a longtemps représenté un frein à leur commercialisation. De nouvelles technologies (couplage avec différentes diodes et luminophores de couleurs complémentaires) ont changé la tonalité de la lumière LED. Les LED diffusent aujourd'hui une lumière blanche, bien plus apte à éclairer les intérieurs.

L'Agence nationale de sécurité sanitaire de l'alimentation, de l'environnement et du travail (ANSES) a relevé dans une étude de 2010 qu'il existait un lien entre une exposition fréquente à une lumière bleue et l'oxydation des cellules de la rétine. Le risque d'éblouissement, notamment, est majeur. Les enfants, les personnes souffrant d'une absence de cristallin ou de dégénérescence maculaire, les personnes suivant un traitement photosensibilisant et les populations travaillant en contact fréquent avec des éclairages de forte intensité sont particulièrement vulnérables.

culée en fonction de la distance qui la sépare de la surface à éclairer. Les lampes de luminothérapie disposent de puissances d'éclairement de 2 500 à 10 000 lux. Plus la puissance est élevée et plus les séances d'expositions seront écourtées, pour une efficacité équivalente. En général, une demi-heure pour une lampe de 10 000 lux et deux heures pour une lampe de 2 500 lux. Vous devez normalement trouver chez le fabri-

Considéré comme alarmiste par les fabricants, ce rapport est néanmoins à prendre en considération. Les LED doivent être conformes à la norme NF EN 62471, relative à la sécurité biologique, qui comprend quatre classes de risques, de 0 à 3. Les appareils équipés de LED sont en général de classe 2. Il serait donc souhaitable, selon l'ANSES, que des efforts soient réalisés pour obtenir un risque de classe 1. Pour ce faire, les LED doivent être conçus pour diffuser un spectre lumineux plus chaud, dont les longueurs d'ondes ne seraient pas inférieures à 440 nm, et protégés par un filtre interdisant une exposition directe de la rétine au flux lumineux éblouissant.

D'autres études récentes, menées par l'université de Bâle, ont pu démontrer que l'exposition à des longueurs d'ondes bleues ralentissait plus rapidement, et sur une plus longue durée, la production de mélatonine. Mais cet effet, au contraire de la luminothérapie, serait excessif et pourrait entraîner des désordres biologiques.

Les chercheurs ont confirmé le déficit de mélatonine chez les utilisateurs d'ordinateurs à écran LED. S'ils présentent des signes de vigilance accrus et de meilleurs résultats aux tests cognitifs, ces utilisateurs souffrent de troubles du sommeil qu'il est difficile de réguler.

cant des indications précises sur l'éclairement suivant votre position : par exemple 10 000 lux à 20 cm, 5 000 lux à 35 cm, 2 500 lux à 60 cm… Si ces mesures ne sont pas inscrites sur le manuel d'utilisation, respectez une distance inférieure à 30 cm.

Votre lampe doit être équipée d'un ballast électronique, pour rendre le flot de lumière des tubes fluorescents harmonieux et continu.

Le rendu des couleurs

IRC signifie : indice de rendu des couleurs, que vous ne confondrez pas avec la température de couleur, exprimée en kelvin. Plus l'IRC est élevé, plus les couleurs seront restituées avec fidélité. On classe de 60 à 100 la qualité de la lumière émise par une lampe. Les ampoules à incandescence et halogènes ont un IRC proche de 100 : elles produisent une lumière blanche et régulière.

Bien que vous n'utilisiez pas votre lampe toute la journée, un bon rendu des couleurs témoigne de la qualité de l'éclairement. Cette donnée doit également faire partie de vos critères de choix, il est ainsi conseillé de demander une lampe de luminothérapie avec un IRC supérieur à 80.

Quelle taille ?

La taille de votre équipement est motivée par son utilisation. Rappelez-vous que vous devez toujours vous trouver dans son halo lumineux. Une lampe trop petite vous oblige à une immobilité totale !

Les grands formats de type « panneau lumineux » sont sans doute ceux qui vous assurent une plus grande couverture, pour un plus grand confort. Deux personnes peuvent suivre en même temps leur séance avec ce type d'appareil. En revanche, ils se déplacent difficilement et sont plutôt encombrants. Ils se posent sur une table et peuvent parfois s'accrocher aux murs.

Les lampes de luminothérapie de bureau fournissent une puissance d'éclairement très variable selon les modèles. Compactes, elles peuvent vous permettre de poursuivre votre séance dans vos locaux professionnels. Toutefois, leur rayon d'action est limité par leur taille. Il faut en général se placer à 20 cm de la lampe ou prolonger l'exposition.

De petits « panneaux » portatifs équipés de LED sont distribués par certains fabricants. Il est ainsi possible de transporter l'appareil ou de l'utiliser au bureau. La taille extrêmement réduite de leur surface diffusante rend l'exposition peu confortable et, dans certains cas, éblouissante.

Les lunettes de luminothérapie représentent une alternative intéressante pour tous ceux qui souhaitent continuer leurs activités pendant la séance de luminothérapie. La source de lumière (LED) est placée sur l'armature, de manière à éviter les éblouissements. Elle ne constitue donc pas, à preuve du contraire, un danger pour la vision de l'utilisateur.

Mémento pour la pratique à domicile

* Ne vous exposez pas à la lumière d'une lampe de décoration et notamment des lampes halogènes. Elles diffusent des UV provoquant des dégâts irréversibles pour la peau et les yeux.

* Vérifiez les points suivants :
- Votre appareil de luminothérapie est bien conforme à la directive 93/42/CEE (le logo CE seul ne suffit pas, il doit être suivi de quatre chiffres). Ce point est essentiel pour vous garantir efficacité et sécurité.
- Son intensité est idéalement de 10 000 lux à une distance de 20 à 30 cm.
- La taille de la surface diffusante est suffisamment grande pour plus de confort d'utilisation.

* Ne modifiez aucun élément de la lampe (alimentation électrique, interrupteurs) et, surtout, laissez les filtres en place. Ils vous protègent des émissions d'UV.

* Une bonne lampe de luminothérapie représente un investissement (entre 100 et 300 €).

Toujours plus petit !

La tendance actuelle est, bien entendu, de réduire la taille des appareils pour vous permettre de les utiliser partout. Mais ce nomadisme suppose souvent une puissance moindre (de 750 à 3 000 lux) et donc une exposition plus longue. Design contemporain, maniabilité… devant le développement de la luminothérapie à domicile, les fabricants rivalisent d'ingéniosité. Demeurez vigilants quant à l'efficacité et l'innocuité des dernières inventions marketing !

Vous trouverez par exemple dans le commerce un baladeur d'un nouveau genre, dont les écouteurs diffusent de la lumière. Selon les fabricants, celle-ci pénètrerait par ce canal au cœur des régions sensibles du cerveau. Aucune étude scientifique de grande échelle n'est venue confirmer cette théorie.

CHAPITRE 5

La luminothérapie de « bien-être »

La luminothérapie médicale, nous l'avons vu, soigne certains maux. La luminothérapie de « bien-être » n'est pas à exclure pour autant. Avant de commencer la cure, assurez-vous auprès de votre médecin de l'absence de contre-indications. Vous pouvez ne pas souffrir d'une véritable dépression saisonnière, mais connaître de manière transitoire divers malaises dus à un manque de lumière (sommeil perturbé, stress, fatigue, difficultés de concentration, humeur maussade). La luminothérapie constitue alors un soin de bien-être (sans risque, si vous respectez les préconisations données précédemment), qui vous permet d'améliorer votre qualité de vie. Une consultation est indispensable si les symptômes s'aggravent.

La citrouille de Cendrillon

L'un des plus fervents militants de la luminothérapie de bien-être n'est pas un médecin, mais un génial touche-à-tout. John Ott, banquier de son état, et à ses heures perdues scénariste pour Walt Disney, est un amateur de la photographie *time lapse*. La technique consiste à prendre des clichés de chaque étape de croissance d'une plante, puis à les visionner en accéléré. Pour les besoins du film *Cendrillon*, John Ott cultive dans son sous-sol des citrouilles destinées à une séquence de *time lapse*. Leur croissance semble comme ralentie. Dans le même temps, John Ott doit remplacer le néon défectueux qui éclairait l'espace. Il installe un nouveau néon, diffusant une lumière assez proche de la lumière naturelle. Les fleurs des citrouilles femelles prospèrent sous cet éclairage, comme jamais auparavant. Le photographe amateur s'aperçoit alors qu'il a acheté un néon à spectre large et en tire une conclusion évidente : la lumière du jour est indispensable à la vie, dont elle est le principal carburant.

Il va se consacrer désormais à l'étude de la lumière, chercher des alternatives à l'éclairage artificiel traditionnel et créer le concept de « mal-illumination ». « S'il est courant de parler de la pollution de l'air et de l'eau, ainsi que de la malnutrition, il est beaucoup moins courant de parler de la “mal-illumination”, explique Jean-Pierre Couwenbergh, dans *Chromothérapie et luminothérapie*. Ce terme fut créé [...] pour caractériser une illumination déséquilibrée, par comparaison avec une alimentation déséquilibrée et ses effets néfastes sur la santé. »

En 1967, John Ott commercialise le premier tube fluorescent à spectre complet, baptisé « Vita-Light ». Mais ses thèses s'imposeront difficilement dans la communauté médicale, et son action se résumera longtemps à une recherche empirique.

La mal-illumination

La lumière artificielle traditionnelle ne possède aucune des vertus de la lumière naturelle. De nombreuses études ont démontré que les capacités intellectuelles, les réponses émotionnelles au stress sont meilleures quand la lumière naturelle est suffisante. Les performances intellectuelles des élèves, par exemple, sont nettement supérieures quand les surfaces vitrées de la salle de classe sont importantes et que les éclairages « plein spectre » diffusent une lumière proche de la lumière du jour.

Pour lutter contre la mal-illumination

Pour l'astrophysicien Trinh Xuan Thuan, « la lumière artificielle nous a dissociés de notre environnement. Nous avons perdu le contact intime que nos ancêtres possédaient avec le ciel et la nature. » Il est notoire que nous vivons dans un environnement insuffisamment éclairé. À Paris, l'intensité lumineuse atteint en hiver seulement 1 500 lux, contre 10 000 lux l'été.

Pour lutter contre cette carence de lumière, il convient d'abord de « grignoter » sur son emploi du temps quotidien des moments où profiter de la lumière extérieure : promenades, déjeuners dans les parcs, trajets entre domicile et travail à pied, plutôt qu'en voiture ou en transports en commun.

Au bureau et à la maison

Les éclairages de bureau fournissent au mieux un éclairement de 500 lux, la moyenne se situant plutôt à 300 lux. Vous pouvez utilement pallier ce manque de lumière avec une lampe de luminothérapie de bureau. Vous veillerez à ce qu'elle fournisse un éclairement d'au moins 2 500 lux à 40 cm, et à ne pas vous surexposer. Une exposition à une forte intensité lumineuse le matin, lorsque vous arrivez au bureau, est efficace, mais ne doit pas être prolongée au-delà de deux heures pour 2 500 lux. Vous pouvez ensuite soit réduire l'intensité de l'appareil, quand il est équipé d'un variateur, soit éloigner la lampe.

À la maison, pour l'atmosphère plus que pour une quelconque efficacité thérapeutique, changez vos ampoules « lambda » pour des ampoules à large spectre, reproduisant plus fidèlement la lumière naturelle. Choisissez des ampoules sans quote-part bleue, pour un meilleur rendu des couleurs.

Pour les personnes hospitalisées

Les conditions d'hospitalisation provoquent bien souvent des dérèglements des horloges biologiques. Les rythmes de vie changent (horaires des repas, station allongée prolongée, etc.), les traitements sont parfois lourds et fatigants, le sommeil est perturbé par la douleur, l'angoisse, l'absence d'activité physique. De plus, les chambres sont souvent privées d'un apport suffisant de lumière naturelle. Des séances de luminothérapie procurent dans ce cas un certain bien-être, en régulant les rythmes biologiques. De nombreuses maisons de retraite et des hôpitaux s'équipent aujourd'hui de dispositifs de luminothérapie. Dans le cas contraire, une luminothérapie portative peut convenir, mais, par précaution, parlez-en d'abord avec votre médecin hospitalier.

En cas de cécité

Les personnes non voyantes peuvent suivre une cure de luminothérapie, mais elles doivent respecter les mêmes temps d'exposition. La vision et l'absorption de la lumière par la rétine empruntent alors des chemins différents. La vision est assurée par les cônes et les bâtonnets, quand la captation de la lumière l'est par les cellules ganglionnaires non atteintes par la cécité.

Pour les enfants

L'hiver, les enfants souffrent parfois de maux similaires à ceux des adultes. La faiblesse de la luminosité naturelle a également un impact sur leurs horloges biologiques. Si la luminothérapie peut soigner une dépression saisonnière chez l'enfant et l'adolescent, elle peut également prévenir une baisse de tonus et un ralentissement des activités chez l'enfant et l'adolescent en bonne santé. En tout état de cause, il est utile de prendre conseil auprès de son médecin ou d'un psychiatre devant tout symptôme persistant et handicapant, comme une tristesse ou une fatigue qui dure.

Pour lutter contre le syndrome de la vision artificielle

L'une des premières causes des troubles du sommeil est induite par les pratiques contemporaines. Nous passons de plus en plus de temps devant un écran, la journée pour des raisons professionnelles, le soir pour ses loisirs. Des troubles de la vision sont directement liés à cette exposition prolongée à la luminosité particulière de l'ordinateur. Le syndrome de la vision artificielle conjugue irritation et sécheresse oculaire, troubles de la vision et céphalées. En cause, les UVB émis par l'écran de l'ordinateur. Les UVB réduisent le nombre de clignotements des paupières. Les yeux sont moins bien lubrifiés, tout en étant soumis à une tension constante, due à l'ajustement nécessaire à la lecture.

Il existe aujourd'hui des filtres UV à poser devant les écrans, des filtres anti-reflets intégrés à l'ordinateur ou encore des lunettes ou lentilles anti-UV qui amoindrissent l'impact sur la vision d'une utilisation quotidienne et prolongée des écrans.

Autre source d'inquiétude : la lumière bleue diffusée par les LED, dont sont équipés de très nombreux ordinateurs. Cette lumière a la particularité de provoquer un retard de phase. Des études prouvent que les fonctions cognitives sont améliorées par cette lumière (entre 400 et 480 nm), mais que l'inhibition de la mélatonine qu'elle entraîne peut tout simplement provoquer des insomnies.

Une séance de luminothérapie le matin peut aider à combattre ces troubles. Le remède consistant évidemment, dans la mesure du possible, à réduire les temps d'exposition quotidiens, voire à proscrire l'utilisation de l'ordinateur ou autres appareils émettant des ondes lumineuses. Juste avant de se coucher, il est préférable de privilégier une activité reposante, telle que la lecture.

Sport et luminothérapie

De plus en plus de sportifs pratiquent une luminothérapie de bien-être. Bien que les effets bénéfiques n'aient pas été scientifiquement prouvés, et que les études à grande échelle n'aient pas encore validé cette assertion, la luminothérapie favoriserait une amélioration des résultats. Il est certain, en revanche, que l'association d'un sport pratiqué régulièrement et d'une cure de luminothérapie agit sur les symptômes du blues hivernal. Rien d'étonnant à cela, les deux principaux synchronisateurs des horloges biologiques étant la lumière et l'activité physique. À vous le vélo d'appartement pendant votre séance quotidienne d' « illumination » !

Pour améliorer la vie en entreprise

Des études réalisées en Californie, pays ensoleillé s'il en est, ont révélé que les employés de bureaux étaient dramatiquement privés de lumière naturelle. Les temps de trajets (hors transports en commun) et de pause à l'extérieur se limitant à environ une demi-heure par jour ! Ce confinement provoque, outre une faiblesse physique, d'autres symptômes susceptibles d'entraîner des arrêts de travail, comme les maux de dos, les céphalées, une plus grande prévalence des maladies virales. Utilisée pour pallier cette fatigue due à la mal-illumination, la surconsommation de café, d'excitants, d'alcool et même de vitamines aggraverait les symptômes.

Certaines entreprises, anglo-saxonnes pour la plupart, ont installé dans leurs locaux professionnels des salles de luminothérapie à destination de leurs employés ou ont équipé les postes de travail d'appareils individuels. Il apparaît en effet, selon une étude réalisée par les ministères de la Santé de l'Alberta et du Canada, qu'en soulageant les symptômes dépressifs, la luminothérapie agisse concrètement sur le taux d'absentéisme (moins 30 %). L'étude montre une augmentation sensible de la productivité et de la concentration. Ces bienfaits se seraient traduits par de meilleurs résultats commerciaux, tel un accroissement du volume des ventes.

L'intérêt du simulateur d'aube

Notre corps est programmé pour être en activité la journée. Sous les paupières fermées, les cellules ganglionnaires de la rétine captent l'augmentation progressive de l'intensité lumineuse du soleil levant. La chaîne de réactions biochimiques se met alors en marche : la glande pinéale cesse de produire de la mélatonine. Le sommeil, et bien souvent en fin de nuit le sommeil paradoxal, s'estompe en douceur, tandis que les glandes corticosurrénales sécrètent du cortisol en masse, cette hormone ayant pour effet de libérer le glucose et ainsi de fournir l'énergie nécessaire aux activités diurnes. Ainsi le corps se prépare-t-il naturellement à l'éveil, en achevant son ou ses cycles de sommeil. Le réveil tintinnabulant sur la table de chevet provoque quant à lui une rupture brutale du cycle, un réveil en sursaut, en quelque sorte, du corps endormi. Si le dormeur est en phase de sommeil paradoxal, le réveil sera particulièrement douloureux, et la personne devra sans doute lutter contre un certain malaise une bonne partie de la journée.

Le simulateur d'aube reproduit les conditions d'un éveil naturel, déclenché par le lever du soleil. Développé à l'université de Columbia, cet appareil a été popularisé en Europe par le docteur David Servan-Schreiber. Pour lui, « ce signal de l'aube, notre cerveau et notre corps y sont parfaitement adaptés ». La littérature scientifique rapporte quelques études montrant que le simulateur d'aube aurait une efficacité réelle dans le traitement des dépressions saisonnières et la synchronisation des horloges biologiques, en association ou non avec une luminothérapie.

Certaines personnes utilisent aussi le simulateur d'aube pour créer un crépuscule artificiel. Ainsi le corps fait-il le chemin vers le sommeil de manière spontanée. Cette utilisation serait efficace notamment pour les enfants et les adolescents qui peinent à s'endormir.

Comment ça marche ?

Le simulateur d'aube se met automatiquement en marche 15, 30 ou 90 minutes avant l'heure présumée de l'éveil

Au sujet des ampoules

Comme tout éclairage électrique, les appareils de luminothérapie ou les simulateurs d'aube sont pourvus d'ampoules dont la durée de vie est plus ou moins limitée. Assurez-vous lors de l'achat que les gammes perdureront et que vous pourrez vous fournir sur le long terme en ampoules adaptées !

(20 minutes pour les enfants, ceux-ci ayant des cycles de sommeil plus courts). Pour vous assurer de ne pas « tomber du lit » en dépit de cette stimulation lumineuse, le simulateur est toujours équipé d'une sonnerie (bip, radio, sons de la nature, sons de relaxation, etc.) ! Mais si l'appareil est bien adapté à votre cycle, il semble que vous n'en ayez plus besoin.

L'intensité lumineuse varie en fonction de vos besoins, c'est vous qui en décidez. Mais à l'issue du cycle d'allumage, elle doit atteindre au minimum 250 lux pour provoquer l'éveil. Placez votre appareil sur une table de nuit à proximité de votre lit (40 cm maximum) et au niveau de votre tête.

Choisir le bon appareil

Le simulateur d'aube n'ayant pas fait la preuve de son efficacité thérapeutique, il n'est pas un dispositif de luminothérapie. Il n'est pour l'instant qu'un instrument de bien-être. Il doit donc être conforme aux normes habituelles des luminaires.

En terme de sécurité électrique, votre appareil doit être conforme à la norme EN60065 de la directive 2006/95CE.

Il doit également être conforme à toutes les normes CEM (champs électromagnétiques), la liste de ces normes étant plus ou moins longue selon qu'il y ait la radio FM, un lecteur MP3 ou pas.

Outre ces précautions préalables, choisissez l'appareil dont l'intensité est la plus importante (l'appareil le plus performant aujourd'hui offre une intensité de 350 lux à 40 cm). Ce critère doit être pris en compte. Les simulateurs d'aube dont la puissance est trop faible ne donnent pas un signal suffisamment fort, et les utilisateurs, après un temps d'accoutumance, ne sont plus réveillés par la lumière.

Un bon éclairage dans sa maison

Les décorateurs et les architectes utilisent depuis toujours la complicité entre la lumière, la couleur et l'espace. Un bon éclairement demande une certaine technicité. On distingue trois types d'éclairages : l'éclairage direct (lampe de bureau), dirigé vers la surface à éclairer et dont le halo est limité à cette surface ; l'éclairage indirect, dont la luminosité se reflète sur une surface et donne une lumière diffuse (applique) ; l'éclairage mixte, où la lumière se diffuse vers le haut et vers le bas (abat-jour) ; l'éclairage diffus, ou général, qui baigne la pièce d'une lumière uniforme (suspension, lustre, globe, etc.). Il est important de mixer ces différentes sources de lumière, pour composer un éclairement harmonieux, sans éblouissements et sans zones d'ombre.

Les mots à connaître

Efficacité lumineuse : elle s'exprime en lumens/watt (lm/W), soit en quantité de lumière émise par watt consommé. Plus le nombre de lumens par watt est élevé, plus la quantité de lumière émise est importante, pour une consommation identique d'énergie.

* Lampes fluocompactes : entre 40 et 60 lumens/watt.
* Lampes halogènes : entre 13 et 21 lumens/watt.

Étiquetage énergétique européen : il précise à l'intention du consommateur les performances du système d'éclairage. Il concerne uniquement les ampoules de plus de 4 watts. Vous ne trouverez donc pas ces informations pour les LED.
Indications et mentions obligatoires :
- la classe d'efficacité énergétique, de A (rentabilité optimale) à G (rentabilité médiocre) ;
- l'efficacité lumineuse (ou flux lumineux, exprimé en lumens) ;
- la durée de vie en heures ;
- la puissance, exprimée en watts ;
- la température de couleur, exprimée en kelvins ;
- une évaluation du nombre de cycles d'allumages/extinctions ;
- le temps nécessaire à l'obtention de 60 % du flux lumineux ;
- la possibilité ou non de l'installer sur un variateur ;
- la quantité de mercure en mg quand l'ampoule en contient.

Indice de rendu de couleur (IRC) : il varie de 60 à 100 et mesure la fidélité du rendu des couleurs.
IRC > à 90 : excellent.
80<90 : bon rendu.
60<80 : rendu de couleur modéré.

Les mots à connaître

Lumen : unité de mesure de l'intensité lumineuse (lm). Les lumens indiquent la quantité totale de lumière diffusée par un rayon lumineux, quelle que soit sa direction. Ils indiquent donc le flux lumineux produit par un luminaire. On peut ainsi mesurer l'efficacité lumineuse d'une source.

Lux : unité d'éclairement. Il donne la mesure de l'éclairement d'une surface recevant, de manière uniforme, une intensité lumineuse de 1 lumen par mètre carré. L'éclairement varie en fonction de la distance à laquelle se trouve la source lumineuse. Plus on s'en éloigne, plus l'apport de lumière diminue. C'est pourquoi il est impératif de respecter certaines distances dans le cadre d'une luminothérapie. Les fabricants doivent spécifier la distance qui a servi de point de mesure.

LED : les LED sont aujourd'hui de plus en plus répandues en raison notamment de leur faible consommation d'énergie. Leur intensité lumineuse très performante accroît encore leur popularité. On estime que dans les prochaines années, le LED devrait occuper près de 80 % du marché des ampoules. Une ampoule LED diffuse une lumière bleue d'un rayonnement de longueurs d'ondes courtes proche des UV. Cette teinte a représenté un frein à leur commercialisation. De nouvelles technologies (couplages avec différentes diodes et luminophores de couleurs complémentaires) ont changé la tonalité de la lumière LED. Les LED diffusent aujourd'hui une lumière blanche bien plus apte à éclairer les intérieurs.

DEUXIÈME PARTIE

La luminothérapie

LA LUMINOTHÉRAPIE CONSISTE EN UNE EXPOSITION À UNE LUMIÈRE ARTIFICIELLE PROCHE DE LA LUMIÈRE DU SOLEIL, mais sans infrarouges ni ultraviolets. Elle rétablit l'équilibre entre les états de veille et de sommeil, dont dépend le bon fonctionnement physiologique du corps humain.

Thérapie récente et intimement liée à la découverte d'une pathologie particulière – le trouble de l'humeur saisonnier ou dépression saisonnière –, la luminothérapie est indiquée en outre pour la dépression non saisonnière, certains troubles du sommeil, les décalages de phases induits par les modes vie (jet lag, travail de nuit), certains troubles du comportement alimentaire (boulimie saisonnière). Son efficacité dans ces indications a été largement démontrée. Elle est dispensée aujourd'hui dans plusieurs hôpitaux en France.

Sans effets secondaires notables et bien pratiquée en milieu hospitalier ou à domicile, la luminothérapie évite dans certains cas le recours à des médicaments comme les antidépresseurs, les somnifères ou les anxiolytiques. Cependant, son champ d'application est encore aujourd'hui limité. Des recherches sont en cours pour élargir ses indications dans des pathologies aussi diverses que le syndrome prémenstruel, la prise ou la perte de poids excessives, le sevrage et l'abstinence alcoolique, etc.

CHAPITRE 1

Les troubles saisonniers de l'humeur

Nombres de témoignages et d'écrits remontant à des époques très anciennes font référence à une mélancolie particulière apparaissant au cours de l'hiver et s'évanouissant à l'approche des beaux jours. Le médecin grec Hippocrate notait ainsi : « Quiconque désire étudier la médecine sérieusement doit d'abord observer le déroulement des saisons. » Cet état se manifeste par un désir d'isolement, une grande fatigue, la perte du goût de la vie et un appétit d'ogre. Elle ne sera caractérisée par la médecine qu'à la fin du XXe siècle. Baptisée « dépression saisonnière » ou « trouble de l'humeur saisonnier », cette pathologie bien réelle a pour traitement d'élection la luminothérapie.

Une découverte conjointe

La première description clinique de la dépression saisonnière est fournie par le docteur Norman E. Rosenthal, en 1984, qui lui donnera son nom – *seasonal affective discorder* –, et qui, chose rare en médecine, appliquera immédiatement la bonne thérapie ! Pour ce psychiatre, la dépression saisonnière est une réponse physiologique à la raréfaction de la lumière en hiver. Son interprétation s'appuie sur le fait que les patients ont, le jour, un taux trop élevé de mélatonine. La mélatonine, nous l'avons vu, est produite en quantité la nuit, mais à très faible dose le jour. Norman E. Rosenthal en déduit qu'une exposition à une lumière vive peut inhiber la production de cette hormone et ainsi réduire la sensation de fatigue extrême, liée à la dépression saisonnière. La luminothérapie, utilisée pour réguler des troubles de l'humeur et du comportement dès les années 1970, apparaît alors comme une solution naturelle, elle aussi. Les essais sont concluants, mais il faudra attendre les années 1990 pour que la validation scientifique confirme son efficacité thérapeutique.

Une validation a posteriori

Pour le docteur Christian Even, psychiatre, ayant pratiqué la photothérapie à la Clinique des maladies mentales et de l'encéphale (hôpital Sainte-Anne, à Paris), « l'affinement de la méthodologie des essais thérapeutiques a permis d'étayer le caractère spécifique (et non seulement placebo) de l'action de la photothérapie dans la dépression saisonnière. Dans cette indication, les modalités pratiques et techniques du traitement sont aujourd'hui bien codifiées et les mécanismes de son action thérapeutique de mieux en mieux compris. »

Les essais thérapeutiques et les taux de rémission élevés obtenus depuis la création du protocole par Norman E. Rosenthal ont certes permis de définir les meilleures conditions pour un traitement optimal, mais elles ont également mis à jour l'impact insoupçonné de la luminothérapie sur l'ensemble des fonctions neuroendocriniennes dépendantes d'un rythme circadien.

Nous l'avons vu, la lumière est le donneur de temps exogène des rythmes circadiens. Elle conditionne, de l'aurore au crépuscule, la production des agents chimiques (neurotransmetteurs) de la veille (sérotonine, adrénaline, etc.) ou du sommeil (mélatonine). Toutes ces modifications de la chimie du corps ne dépendent pas seulement de la mélatonine, mais également de la sérotonine, hormone de l'énergie, et, dans une moindre mesure, des catécholamines, telles que la noradrénaline, la dopamine et l'adrénaline. Un retard ou une avance de phase auront donc des conséquences sur le fonctionnement subtil des systèmes neuroendocriniens et des organes.

La luminothérapie agirait comme le starter d'un cercle physiologique vertueux, ayant pour résultat de remettre à l'heure toutes les horloges internes désynchronisées par la dépression saisonnière.

Une dépression « populaire »

Les études épidémiologiques demeurent contradictoires quant à la prévalence de la dépression saisonnière dans les populations de l'hémisphère nord. Mais elle semble bel et bien commune sous nos latitudes. En Amérique du Nord, elle concernerait environ 3 % de la population. Certaines sources évoquent un taux plus élevé, pouvant atteindre 10 %. Aucune étude n'a été menée en France jusqu'à présent. Les études familiales comptabilisent un nombre conséquent de proches au premier degré (13 à 17 %) souffrant du même syndrome.

Si la part de la transmission génétique de ce trouble est toujours questionnée par les chercheurs, il est en revanche avéré que « certains peuples soumis à l'isolement auraient développé un facteur de protection contre la dépression saisonnière, démontrant ainsi son aspect génétique. »[1] C'est le cas des Islandais et de leurs descendants, qui ont une prévalence moindre au trouble saisonnier de l'humeur.

La maladie survient le plus souvent entre 23 et 55 ans, mais peut aussi se manifester chez les enfants (2 %). Le diagnostic est rarement posé avant 39 ans. Le trouble ne peut être définitivement soigné, tout en disparaissant parfois durant plusieurs années consécutives. La prévalence diminue après 60 ans.

1. Extrait de *Du soleil plein la tête*, par Marie-Pier Lavoie, Ph. D. et la collaboration de Gérard Pons.

Les femmes représentent les deux tiers des personnes atteintes. Leur sensibilité particulière pourrait être liée au cycle des hormones sexuelles (œstrogènes et progestérone) ; cependant, aucune étude n'a été réalisée pour le démontrer. Le syndrome prémenstruel est associé à la dépression saisonnière dans 50 % des cas. L'apparition du trouble à la puberté et les fréquentes rémissions après la ménopause laissent supposer l'existence d'un lien, estime le Dr Norman E. Rosenthal dans *Soif de lumière*.

Des causes mystérieuses

L'origine de la dépression saisonnière est encore mal connue. Les facteurs génétiques entreraient pour 30 % dans sa survenue. Sont également étudiés d'éventuels dysfonctionnements des neurotransmetteurs, horlogers du corps humain.

Les recherches ophtalmologiques parient sur un dysfonctionnement des cellules rétiniennes. Cette hypothèse a été établie après la découverte dans la rétine de certains animaux de cellules photoréceptrices “intelligentes”. Ces dernières sont capables de s'adapter à la luminosité, pour fournir, quel que soit l'ensoleillement, une quantité suffisante de photons à l'organisme. Les bâtonnets chez le rat changeraient ainsi de structure et de composition en fonction de la luminosité ! Ce phénomène est appelé « photostasie ». Rien de tel n'a encore été trouvé dans la rétine humaine. Cependant, la rétine humaine indique en permanence le niveau de luminosité ambiante au noyau suprachiasmatique. Or, chez les patients souffrant de dépression saisonnière, la sensibilité rétinienne semble temporairement inadaptée. Une hypersensibilité aurait pour conséquence une perception accrue de la luminosité à la tombée du jour. Les signaux envoyés par la rétine au noyau suprachiasmatique indiqueraient une « heure » moins avancée qu'elle ne l'est en réalité, entraînant un retard à l'endormissement. Une hyposensibilité aurait l'effet inverse, déclenchant une avance de phase.

La « naissance » d'une maladie

Si l'origine de la dépression saisonnière demeure incertaine, sa définition et son diagnostic sont heureusement, aujourd'hui, clairement identifiés. Le DSM-IV, manuel diagnostique et statistique des troubles mentaux, élaboré par l'Association américaine de psychiatrie, la qualifie de « trouble dépressif majeur récurrent » avec un caractère saisonnier. La dixième Classification internationale des maladies (CIM 10) l'inventorie comme « trouble de l'humeur saisonnier ».

Ces classifications permettent d'établir des diagnostics fiables et d'entreprendre des thérapies adaptées, en l'occurrence la luminothérapie. Elles ne sont donc pas anodines. Maladie récemment détectée, la dépression saisonnière constituait, il y a encore une vingtaine d'années, une énigme pour les médecins et leurs patients. L'absence de diagnostic, jusque dans les années 1980, plongeait les personnes dans le désarroi. La dépression saisonnière, qui se caractérise par des symptômes dits « atypiques », ne ressemblant pas en effet à une dépression « classique »…

Critères du trouble affectif saisonnier, selon le CIM 10

A. Survenue d'au moins trois épisodes d'un trouble de l'humeur (affectif), au cours d'une période particulière de 90 jours dans l'année, pendant au moins trois années consécutives.

B. Les rémissions surviennent également au cours d'une période particulière de 90 jours dans l'année.

C. Les épisodes saisonniers sont nettement plus fréquents que les épisodes non saisonniers.

Critères pour le caractère saisonnier d'un épisode dépressif, selon le DSM-V

A. Il existe une relation temporelle régulière entre la survenue des épisodes dépressifs majeurs des troubles bipolaire I ou bipolaire II, ou du trouble dépressif majeur récurrent, et une période particulière de l'année (par exemple : début régulier des épisodes dépressifs majeurs à l'automne ou en hiver)[1].

B. Les rémissions complètes (ou la transformation d'une dépression en une manie ou une hypomanie) surviennent aussi au cours d'une période particulière de l'année (par exemple : disparition de la dépression au printemps).

C. Présence d'au moins deux épisodes dépressifs majeurs au cours des deux dernières années, confirmant la présence d'une relation temporelle saisonnière selon la définition des critères A et B. Aucun épisode dépressif majeur de caractère non saisonnier n'est survenu au cours de cette période.

D. Au cours de la vie entière du sujet, les épisodes dépressifs majeurs saisonniers (décrits ci-dessus) sont nettement plus nombreux que les épisodes dépressifs majeurs non saisonniers.

1. Ne pas inclure les cas où il y a une relation évidente entre la saison et un stress psychosocial (par exemple : chômage régulier chaque hiver).

Source : Christian Even, *Photothérapie*, EMC Psychiatrie [37-480-A-10], Elsevier Masson, 2012.

Quels symptômes ?

La fatigue se manifeste par un besoin de sommeil accru, quand les personnes déprimées rencontrent fréquemment des problèmes d'endormissement. Le besoin d'isolement et la perte d'intérêt pour les activités sociales habituelles ne s'accompagnent pas des pensées morbides ou suicidaires associées à la dépression. S'il leur est parfois impossible de travailler, les patients souffrant d'un trouble de l'humeur saisonnier n'en conservent pas moins une certaine motivation, improbable dans la dépression « classique ». Enfin, les sujets souffrant de cette pathologie ont tendance à manger plus que de coutume, alors que les dépressifs auraient plutôt tendance à perdre l'appétit.

Mais sans définition de la maladie, comment soigner cette souffrance si commune et si étrange à la fois ? Comment ne pas imaginer qu'une pathologie grave (cancer ou maladie d'Alzheimer, que peuvent laisser supposer les troubles intellectuels, par exemple) se cache derrière cet abattement soudain ?

Pour les personnes souffrantes, la description clinique de la maladie et l'élaboration de traitements fiables ont constitué une véritable libération. Encore aujourd'hui, il demeure difficile pour chacun d'identifier clairement les causes de sa dépression.

Une maladie accentuée par la modernité

Dans son best-seller *Guérir le stress, l'anxiété et la dépression sans médicaments ni psychanalyse,* David Servan-Schreiber écrit : « Nous n'avions pas imaginé la chose la plus simple du monde : que nous – humains – pouvions être affectés exactement comme les animaux par les cycles de la lumière, au plus profond de notre biologie. » Si ce fait est avéré aujourd'hui, il n'en demeure pas moins que nombre de personnes sont atteintes de dépression saisonnière sans l'avoir identifiée.

Et il est vrai que, jusqu'à l'apparition de l'éclairage électrique et avant l'industrialisation massive, la plupart des activités humaines se déroulaient suivant un rythme saisonnier. Les travaux agricoles entraînaient une forte activité l'été, un fort ralentissement en hiver. L'activité débutait à l'aurore, pour s'interrompre au crépuscule.

Dans un monde électrifié et connecté, soumis à la forte pression de la rentabilité, l'activité reste constante toute l'année, si l'on exclut la parenthèse des vacances estivales. Nuits et jours se confondent, dans un même continuum temporel. Les horloges biologiques sont donc contraintes de s'adapter, avec plus ou moins de réussite, en fonction des fragilités individuelles.

Aucun parallèle !

Le DSM-IV et le CIM 10 retiennent pour critère essentiel de diagnostic la périodicité fixe des accès et des rémissions spontanées des épisodes dépressifs. Ces derniers ont lieu la plupart du temps entre octobre et avril, suivant les latitudes. Il semblerait en effet que la situation géographique influe sur la survenue, la durée et la sévérité des troubles. La photopériode, qui désigne la durée d'ensoleillement quotidienne, est bien évidemment plus courte dans les pays les plus au nord. Toutefois, cet impact est toujours discuté par les spécialistes. Des études ont montré qu'il existait une dépression saisonnière dans les pays du sud !

La périodicité fixe constitue cependant un critère fiable de détection de la dépression saisonnière, selon le psychiatre Christian Even. La succession des évènements (plongée spontanée dans les abysses à l'automne et guérison spontanée au printemps) et leur récurrence pendant au moins deux années doivent alerter.

« J'aurais dû être un ours ! »

Un autre symptôme de la dépression saisonnière suscite chez les proches une totale incompréhension, voire un rejet : c'est l'hypersomnie. Elle se manifeste par un besoin accru de sommeil la journée. Elle concerne près de 77 % des personnes, avec un allongement du temps de sommeil atteignant parfois plus de deux heures. L'hypersomnie résulterait directement du taux de mélatonine, l'hormone du sommeil, anormalement élevé pendant l'épisode dépressif. Elle ne signifie pas pour autant que le sommeil est de qualité, puisqu'on a pu constater un raccourcissement prononcé des phases de sommeil lent profond. Le sommeil profond étant considéré comme le sommeil « réparateur », qui efface la fatigue d'une journée d'éveil.

Une patiente du Dr Norman E. Rosenthal exprimait ainsi son mal-être : « J'aurais dû être un ours. Les ours ont le droit d'hiberner, eux. Pas les humains. » Difficile en effet de convaincre son entourage que ce besoin de sommeil et cette fatigue incapacitante, sans autre symptôme, découlent d'une pathologie réelle.

Du tryptophane dans l'assiette !

Autant que l'hypersomnie, la modification des goûts alimentaires est un autre aspect du tableau clinique. Outre que l'appétit s'accroît, les envies semblent exclusivement dirigées vers des aliments riches en hydrates de carbone : pâtes, féculents, aliments sucrés remplissent les assiettes des personnes déprimées.

Des médecins se sont penchés sur ce régime hautement calorique, qui entraîne une prise de poids parfois conséquente et une dévalorisation de soi. La prise de poids est en général de 2 à 5 kg. La consommation abusive de plats gras et sucrés, qui entraîne une sécrétion d'insuline anormalement élevée, pourrait à long terme augmenter les risques de diabète, d'obésité et de maladies cardiovasculaires.

L'hypothèse a été émise que, par cet engouement soudain, le corps chercherait à compenser une production défaillante de sérotonine. Les glucides sont en effet pourvus de tryptophane. Cet acide aminé essentiel, apporté par l'alimentation, agit comme un précurseur de la sérotonine, « l'hormone de l'activité », qui est également un régulateur de l'appétit.

Des problèmes cognitifs

Au désintérêt pour les activités sociales en général, s'ajoutent bien souvent des troubles de la concentration. La pensée devient confuse, les réactions se font attendre, la personne demeure dans l'incertitude quant à la bonne attitude à adopter face à un évènement, qu'il soit ou non d'importance. Des défaillances de la mémoire immédiate compliquent singulièrement la vie quotidienne : oublis fréquents, perte d'objets usuels telles les clés, etc. Selon le psychiatre Serge Friedman, les signes sont très angoissants pour certains patients, qui viennent en consultation avec ces mots : « J'ai peur de l'Alzheimer, docteur ! »

L'activité cérébrale fonctionne en effet au ralenti, invalidant toute tentative de raisonnement construit. Avoir « de la suite dans les idées » représente un effort surhumain. Bien entendu, ces failles sont perceptibles dans l'exécution des tâches professionnelles. La baisse de la productivité et de la créativité a parfois des effets notables sur une carrière.

Pour quelles raisons les fonctions cognitives sont-elles affectées ? L'information circule dans le cortex par l'intermédiaire des neurones et des synapses. Les premiers produisent l'information et fabriquent le véhicule (neurotransmetteur) qui la transmettra à la synapse. Cette dernière fonctionne comme un transistor, communiquant au neurone suivant ladite information, et ce jusqu'à son traitement par le cortex. Si un ou plusieurs de ces relais sont défaillants, l'information cesse de circuler. La « confusion » dont souffrent les patients atteints de dépression et de dépression saisonnière serait ainsi générée par une déplétion (ou défaillance) des neurotransmetteurs. Dans le cas de la dépression saisonnière, la « connexion » se rétablit naturellement à l'issue de l'épisode dépressif, quand les neurotransmetteurs (sérotonine) sont à nouveau produits en quantité suffisante.

Hauts et bas sur toute l'année

La dépression saisonnière fait souffrir l'hiver… comme l'été ! À la période s'étendant en général sur cinq mois de dépression succède presque toujours une phase hypomaniaque. Il s'agit d'un état d'excitation psychique et d'euphorie, identique à celui vécu par les personnes atteintes de troubles maniacodépressifs et bipolaires de type I, avec toutefois un caractère de gravité ne nécessitant pas d'hospitalisation. La durée du sommeil est raccourcie (4 ou 5 heures seulement), mais la personne se déclare en pleine forme. Les patients disent ressentir qu'ils ont comme deux personnes en eux : celle de l'été et celle de l'hiver.

La phase hypomaniaque se signale par une agitation excessive, l'élaboration de projets nombreux et parfois fantaisistes, un besoin incessant d'échanges sociaux, des dépenses incontrôlées. Une succession d'actions compulsives semble marquer cette période singulière. L'inconséquence de ces instants où, enfin, la légèreté et le bonheur se manifestent, apparaîtra bien souvent à l'automne : les projets restent en friche, et la volonté de les achever vient à manquer ; les dépenses grèvent le budget de la rentrée ; les amis ne se montrent plus aussi conviviaux…

D'autres personnes vont développer ce que les spécialistes appellent des dysphories hypomaniaques. L'humeur est instable, l'anxiété omniprésente, des douleurs physiques peuvent apparaître, ainsi qu'un sentiment de malaise, parallèlement à la persistance de symptômes hypomaniaques. Bienvenue au pays des montagnes russes !

Soigner sa dépression hivernale est donc une nécessité pour bien vivre toute l'année.

Trois degrés de gravité

La maladie, bien entendu, n'atteint pas le même degré de gravité chez toutes les personnes atteintes. Trois types de profils ont été répertoriés : la dépression légère, modérée et sévère. Le Dr Norman E. Rosenthal estime dans *Soif de lumière* que « seul le degré de dépression varie d'un sujet à l'autre, ainsi que la période de démarrage ».

La dépression saisonnière légère ou modérée se résume à une fatigue accrue, une tristesse inexpliquée, une modification des habitudes alimentaires. L'impact sur la vie quotidienne et l'activité professionnelle est limité. La durée du sommeil augmente, mais n'empêche pas l'activité diurne. Les fringales sont maîtrisées, la prise de poids est moins importante. Enfin, les phases d'excitation psychiques sont moins intenses.

Pas d'autodiagnostic !

Il ne faut pas confondre la dépression saisonnière avec...
- une dépression,
- une hypothyroïdie,
- une hypoglycémie,
- un syndrome de fatigue chronique (SFC),
- les effets d'une maladie virale, comme la mononucléose infectieuse,
- un stress psychosocial dû à des évènements traumatiques (perte d'un être cher, chômage, date anniversaire traumatisante).

Le diagnostic de la dépression saisonnière est du ressort d'un médecin, qui devra exclure ces autres pathologies.

Votre sensibilité aux saisons

Si vous éprouvez des difficultés similaires à celles décrites ci-dessus et pouvant laisser penser que vous êtes sensibles aux changements de saison, vous trouverez sur les sites spécialisés un questionnaire qui vous permettra d'établir votre profil saisonnier. Il évaluera grossièrement votre degré de sensibilité, mais il ne permettra en aucun cas d'établir un diagnostic médical valide. En revanche, il pourra vous inciter à consulter et à résoudre ainsi les problèmes que vous rencontrez de manière récurrente pendant l'hiver. Le médecin pourra alors vous demander d'établir des courbes mensuelles et de réaliser d'autres tests pour affiner le diagnostic.

Vous trouverez sur le site www.cet.org, un questionnaire d'auto-diagnostic complet ainsi qu'un chronotype.

Garder le moral en toutes saisons

Vous pouvez connaître des baisses de moral cycliques, mais cela ne signifiera pas pour autant que vous souffriez de dépression saisonnière. Devant des épisodes récurrents et périodiquement déterminés, vous pouvez réagir en modifiant quelques habitudes de vie. Ménagez-vous, évitez si possible les situations stressantes, conservez une alimentation équilibrée, dormez autant que nécessaire, faites du sport, dont l'impact sur l'humeur est médicalement démontré, utilisez une luminothérapie de « bien-être ». Une adaptation de votre vie quotidienne peut éviter une baisse significative de votre moral.

Si votre état général se détériore de décembre à février, vous faites partie du modèle saisonnier hivernal, à l'instar de la moitié des habitants de l'hémisphère nord.

Si les périodes de troubles se limitent à juillet et août, vous faites partie du modèle saisonnier estival. Il concerne en majorité les personnes vivant en Chine ou au Japon.

Si vous vous sentez moins bien de décembre à février et en juillet et août : vos saisons sont vraisemblablement l'automne et le printemps.

Il se peut également que vous n'apparteniez à aucun de ces modèles, les changements de saison n'ayant sur vous que peu d'influence.

L'efficacité de la luminothérapie

La luminothérapie, rappelons-le, est l'indication élective de la dépression saisonnière d'intensité légère à modérée. Dans les formes sévères, il est recommandé d'y associer un traitement par antidépresseurs. Trente ans de pratique, d'essais et de recherches ont permis de bien identifier les mécanismes réparateurs induits par la luminothérapie.

S'aider de toutes les façons possibles

Maintenir son activité, retrouver le goût des choses, venir à bout de l'hypersomnie, réguler ses compulsions alimentaires : les défis sont nombreux pour qui souffre de dépression saisonnière. En complément de la luminothérapie, vous pouvez avantageusement améliorer votre état en vous exposant le plus longtemps possible à la lumière naturelle et en augmentant sensiblement la luminosité de votre éclairage dans la maison. Équipez-vous d'un bon éclairage si vous travaillez dans un bureau.

En remettant l'horloge centrale à l'heure, la luminothérapie initie une réaction en chaîne, où hormones, neurotransmetteurs, synapses, hypothalamus, glande pinéale et horloges périphériques des organes retrouvent leur rythme « naturel ». La Haute Autorité de santé, organisme public indépendant d'expertise scientifique, et l'American Psychiatric Association ont validé les dernières études démontrant que 65 % des dépressions saisonnières répondent à la luminothérapie. Celle-ci ne parvient cependant pas à faire disparaître ce mal chronique, avec lequel, peu ou prou, il faut vivre. On parle alors de « rémission ».

Le traitement

Une prescription médicale est indispensable.

* Séances d'exposition : entre 6 000 et 10 000 lux (la plupart du temps : 10 000 lux pour 30 minutes d'exposition).
* Horaires : le matin avant 9 heures. En cas de troubles bipolaires, la luminothérapie est prescrite plutôt l'après-midi entre 16 heures et 17 heures, l'exposition ne durant pas plus de 15 minutes.
* Période : sur toute la durée de la dépression saisonnière.
* Où : en milieu hospitalier, à domicile ou combinaison des deux pratiques.

Un traitement au long cours

Heureusement, les périodes critiques sont, pour cette pathologie, clairement identifiées. Les cures de luminothérapie seront donc programmées un peu en amont des dates habituelles où apparaissent les premiers symptômes et poursuivies jusqu'à la période habituelle de rémission spontanée. En effet, si la période de rechute à l'automne est systématique, la rémission sera plus rapide et les symptômes seront moins aigus en traitant par avance leur survenue. Les séances peuvent ainsi débuter dès le mois de septembre. Si le traitement est interrompu plus de quelques jours pendant la période de « crise », les symptômes réapparaîtront.

Prolonger la luminothérapie après la rémission spontanée peut avoir quelques effets secondaires gênants, comme l'insomnie ou une hyperactivité.

CHAPITRE 2

Les troubles du sommeil

Les troubles du sommeil concernent près de 15 millions de Français. Difficultés d'endormissement, réveils nocturnes intempestifs, insomnies passagères ou chroniques… les troubles du sommeil se manifestent sous différentes formes. Qui dit mauvais sommeil dit également fatigue persistante et manque de vigilance pendant l'éveil ou pathologies plus graves. Pour venir à bout des nuits sans fin et retrouver le bon rythme, la luminothérapie se révèle un bon outil.

L'inséparable duo

Éveil et sommeil : l'un ne va pas sans l'autre, ils forment un duo parfaitement synchronisé dans la valse d'une vie. Entre ces deux états physiologiques, tout est question d'équilibre.

Pendant l'éveil, le corps est mobilisé pour engranger les calories nécessaires à son bon fonctionnement. La température augmente, le système cardiovasculaire s'accélère, les muscles s'apprêtent à agir, les sens sont en alerte, et le cerveau, dopé par les hormones, redouble de vigilance. Tout cela exige un sommeil réparateur.

Le sommeil est donc indispensable à la survie. Il permet la récupération de la fatigue physique et nerveuse. Sans sommeil, les organismes s'épuisent, perdent leurs défenses immunitaires et leurs réflexes cognitifs. Leur mémoire ne peut assimiler les connaissances fraîchement acquises. Leur capacité naturelle de récupération tissulaire se trouve considérablement amoindrie. Il n'y a donc pas de véritable éveil sans un bon sommeil. De même, le sommeil est conditionné par la qualité de l'éveil. Le Dr François Marchand et Françoise du Sorbier, auteurs du livre *Des nuits sans insomnie*, constatent : « C'est le plus souvent dans l'éveil que l'on découvre les raisons des troubles du sommeil. »

Vingt-cinq pour cent des Français déclarent souffrir de troubles du sommeil, et 10 % consomment régulièrement des somnifères.

Le sommeil idéal

Le sommeil n'a rien de linéaire ni de passif. Un cycle complet de sommeil (90 à 120 minutes) se décompose en stades (ou phases). De trois à sept cycles se renouvellent chaque nuit, suivant les personnes. En deçà et au-delà de ces paramètres, on estime qu'il existe un dysfonctionnement du sommeil. Bien dormir ne signifie pas qu'il faille dormir longtemps ! Le déroulement complet de tous les stades qui composent le sommeil compte plus que le nombre d'heures passées à dormir. C'est ainsi qu'il y a de petits dormeurs en parfaite santé et de gros dormeurs souffrant de troubles de l'éveil.

Les différentes phases

* La phase d'endormissement enclenche le processus : la température corporelle baisse, le rythme cardiaque ralentit, la tonicité musculaire lève le pied, les capacités cognitives diminuent. Néanmoins, les bruits maintiennent une certaine vigilance.

* Cette phase se prolonge par un sommeil dit « lent », qui représente près des trois quarts de la durée du sommeil. Le ralentissement des ondes électriques produites par les neurones le caractérise. Il additionne deux stades distincts.
– Le sommeil lent léger de stades 1 et 2, lors duquel les neurones vont synchroniser leur rythme. « Un peu comme si chaque neurone était un soldat, membre d'une armée marchant au pas », expliquent Isabelle Arnulf et Delphine Oudiette, dans *Comment dormons-nous ?*

« Tomber dans les bras de Morphée »

Morphée est le dieu des songes, tandis que Hypnos, son père, est celui du sommeil. Il suscite les rêves qui bercent ou affolent nos nuits. Si l'expression populaire désigne plutôt l'endormissement, en réalité Morphée est « présent » à tous les stades du sommeil, puisque près de cent rêves émergent chaque nuit. Mais si nous nous souvenons des rêves du sommeil paradoxal, nous oublions ceux du sommeil lent.

– Le sommeil lent profond de stades 3 et 4 survient quand la synchronisation neuronale est aboutie. Ce stade est celui de la réparation cellulaire, du repos de toutes les activités physiologiques.

❊ Puis vient l'heure du sommeil paradoxal, ou sommeil des rêves. La totale immobilité corporelle du dormeur contraste avec les expressions changeantes du visage et les mouvements oculaires perceptibles sous les paupières. Ce stade est fondamental pour l'équilibre émotionnel et psychique de l'individu. Malheureusement, c'est aussi celui qui sera le plus souvent écourté par l'insomnie, les nuits trop courtes ou les réveils intempestifs.

Les troubles du sommeil

Les troubles du sommeil ne sont pas tous de même nature, formant pour le Dr François Marchand et Françoise du Sorbier de « véritables constellations d'insomnies ». Les insomnies sont définies par les traits suivants.

❊ **Une difficulté d'endormissement.** Le sommeil désigne cette période étrange où l'individu s'absente du monde pour mieux y revenir, où il se laisse « dominer » par ses besoins physiologiques. Ce lâcher prise représente pour certains une épreuve, un saut dans le vide qu'ils repousseront jusqu'à l'extrême limite. L'insomnie s'installe avec son cortège de malêtre, de fatigue physique et mentale.

❄ **Au moins deux réveils nocturnes et des difficultés à se rendormir.** Les différents cycles sont alors littéralement « hachés ». Les récupérations musculaires et neuronales sont interrompues par les périodes de veille et ne se réalisent jamais complètement. Il en résulte une sensation de fatigue chronique.

❄ **Des cycles éveil/sommeil décalés par rapport à la vie quotidienne ordinaire.** On s'endort et on se lève trop tôt, on s'endort et on se lève trop tard. On parle alors d'avance ou de retard de phase.

❄ **Un sommeil non réparateur.** La pathologie est avérée quand les troubles surviennent au moins trois fois par semaine, depuis au moins un mois, et que leurs effets (fatigue, baisse de concentration et de l'attention, troubles de l'humeur, difficulté à réaliser les tâches quotidiennes et professionnelles) sont sensibles.

Les grandes catégories d'insomnies

Au-delà du regard très subjectif que pose chacun sur son sommeil, on distingue deux grandes catégories d'insomnies : les insomnies intrinsèques, provoquées par des causes internes (insomnies primaires psychologiques ou idiopathiques et insomnies secondaires transitoires) et les insomnies extrinsèques (apnées du sommeil, narcolepsie, syndrome des jambes sans repos, effets secondaires des médicaments ou de traitements lourds, etc.).

Les troubles psychiatriques, comme les troubles de l'humeur (trouble bipolaire, unipolaire), les troubles anxieux de plus ou moins grande gravité (trouble anxieux généralisé, troubles obsessionnels compulsifs, etc.), sont responsables d'insomnies secondaires qui peuvent, comme les insomnies transitoires, devenir des insomnies chroniques.

Des approches croisées

Le sommeil, à bien des égards, demeure un mystère, bien que les phénomènes physiologiques qui l'accompagnent soient aujourd'hui maîtrisés. L'inventaire de ces troubles évolue au gré des nouvelles découvertes conjointes de la psychiatrie, de la neurologie et de la chronobiologie.

Ces compétences croisées ont permis une avancée notable dans le traitement des insomnies, en révélant l'existence quasi systématique d'un dérèglement des horloges internes des patients. Les causes de ces dérèglements sont multiples, étant soit à l'origine des troubles, soit une conséquence de ces derniers. Les traitements seront donc adaptés à chaque personne, mais la « resynchronisation » des rythmes veille/sommeil demeure dans tous les cas positive. Elle peut induire une rémission, une guérison ou une diminution sensible des troubles du sommeil.

Où l'on reparle des horloges biologiques

L'alternance harmonieuse de l'éveil et du sommeil est conditionnée, nous l'avons vu, par le rythme circadien de notre physiologie. Ce rythme est intangible, quel que soit l'environnement.

Cela a été démontré par les expériences d'isolement prolongé, réalisées par le spéléologue Michel Siffre, puis dans le laboratoire d'un physiologiste allemand, Jürgen Aschoff. Les reclus volontaires ont vécu plusieurs semaines sans lumière du jour pour leur indiquer l'écoulement du temps, se laissant vivre, tout simplement, sans autre contrainte que d'écouter leur corps. Le bilan de ces expériences révèlera aux chronobiologistes l'existence d'un cycle homéostatique, se remettant en route en moyenne toutes les 24 heures, à la manière d'un sablier.

Histoires d'hormones

L'organisation circadienne de la physiologie humaine est régulée par les « donneurs de temps » endogènes que sont la température interne du corps, la pression artérielle, la sécrétion de cortisol, de l'hormone de croissance et de la mélatonine. Ils ont pour objectif d'accentuer la vigilance, ou de la réduire pour amorcer le sommeil. La production de cortisol, par exemple, est inexistante la nuit, mais réapparaît dans l'organisme vers 4 heures du matin, pour atteindre un pic vers

8 heures. Cette hormone stéroïde stimule l'absorption du glucose et des protéines dans le sang, jouant un rôle dopant sur l'énergie et la tonicité musculaire. Elle est secondée par l'histamine, l'hypocrétine et la ghréline, ces dernières stimulant également l'appétit.

L'adénosine et la sérotonine atteignent en fin de journée un seuil critique, au-delà duquel se déclenche « une action inhibitrice sur tout le réseau de l'éveil », selon les termes de Isabelle Arnulf et Delphine Oudiette. Ces deux hormones amènent naturellement au sommeil lent.

Et la mélatonine dans tout ça ? Elle n'est qu'un messager de plus, mais, reliée à l'environnement extérieur, elle synchronise en quelque sorte la physiologie humaine avec l'alternance terrestre du jour et de la nuit. C'est pourquoi, lors des expériences de confinement citées plus haut, le rythme éveil/sommeil varie, se décalant de quelques heures, sans pour autant disparaître. Le corps retrouvant sans lumière ses propres indicateurs internes…

La luminothérapie et les insomnies

Retrouver le sommeil revient donc à retrouver une synchronisation naturelle du balancier éveil/sommeil. Plus l'éveil sera de qualité, meilleur sera le sommeil. Or, les troubles du sommeil provoquent bien souvent des baisses de vigilance diurne et des périodes d'éveil nocturne. Pour augmenter la vigilance diurne, il suffit parfois de « renforcer les synchronisateurs de l'environnement », selon le Dr François Marchand. Ces synchronisateurs sont les horaires de lever et de coucher, la privation de sommeil en journée, les horaires de prises alimentaires, une exposition à la lumière par luminothérapie.

Les troubles du rythme circadien du sommeil (TRCS)

À chaque personne, son rythme d'éveil et de sommeil. Il existe des « couche-tard » et des « couche-tôt », comme il y a des petits et des gros dormeurs. Pour savoir quel dormeur vous êtes, vous pouvez établir un chronotype. Comme le précise le Dr Jacques Taillard, « ces informations vont permettre au clinicien de mieux appréhender les besoins de sommeil du patient, les troubles du sommeil liés aux chronotypes extrêmes ». Elles seront complétées par « l'agenda du sommeil », qui met en évidence d'une part le syndrome d'avance ou de retard de phase, le syndrome hypernycthéméral, et d'autre part les troubles du sommeil liés au travail posté. Ces deux questionnaires permettent en outre d'adapter les horaires de la luminothérapie, pour en améliorer l'efficacité.

Il n'en reste pas moins que le chronotype de chacun, probablement induit par des modifications génétiques, peut signifier un retrait de la société, des problèmes familiaux et des dérèglements physiologiques. Comment vivre comme tout le monde, voir ses enfants, travailler, faire des rencontres quand on vit en grande partie la nuit, par exemple ? Il est possible de réduire les brèches temporelles ouvertes par les retards de phase et de modérer ainsi leur impact sur la vie

Le chronotype au cours de la vie

Les enfants sont du matin, mais peu à peu, s'engagent vers des activités vespérales qui retardent leur sommeil. Les premiers retards de phase apparaissent souvent à l'adolescence et se prolongent jusqu'à l'âge adulte, pour s'atténuer ensuite, avec la poursuite d'une activité professionnelle. On compte 25 % de sujets du matin, réveillés avant 6 heures du matin et 26 % de sujets du soir, couchés après 1 heure du matin, dans une population âgée de 30 ans à 49 ans. Le reste de la population navigue entre ces deux extrêmes. Entre 44 et 58 ans, les sujets du matin sont plus nombreux (28 %) que les sujets du soir (20 %). En conséquence, certains individus semblent mieux adaptés que d'autres aux horaires de travail décalés. Un « matinal » extrême ne supportera pas un travail de nuit, alors qu'un « vespéral » extrême le recherchera !

(Source : J. Taillard, « L'évaluation du chronotype en clinique du sommeil », Médecine du sommeil, volume 6, Elsevier Masson, 2009.)

quotidienne. De plus, le chronotype varie tout au long de la vie.

Le Dr François Marchand et Françoise du Sorbier parlent de « l'incompatibilité entre la dictature des montres et les rythmes biologiques » et militent pour une prise en compte de ces facteurs humains par les organisations socioprofessionnelles.

Les traitements

En cas de retard de phase

Ce décalage est extrêmement fréquent de nos jours. Happée par ses occupations, la personne ne renonce jamais à rester éveillée. Ses performances sont meilleures en fin de journée et le soir. Elle peut lutter contre l'endormissement si cette période est liée à l'angoisse du lâcher prise.

Les heures de coucher tardives (entre 2 heures et 6 heures) s'accompagnent de levers tardifs (entre 10 heures et 14 heures). La veille est ponctuée de baisses de vigilance et d'irrépressibles envies de dormir. Ces horaires étant radicalement différents de ceux imposés par la société, la personne se trouve donc, la plupart du temps, en déficit de sommeil. Pour vaincre la somnolence diurne, elle aura massivement recours aux excitants (café, tabac, etc.), qui ont pour effet de retarder plus encore l'heure du coucher.

Le traitement par luminothérapie, une bonne hygiène de l'éveil, une progressive adaptation des horaires de veille/sommeil améliorent sensiblement le retard de phase. Les séances de luminothérapie ont lieu le matin, au réveil. L'exposition à une lumière de 10 000 lux pendant une demi-heure paraît adaptée. Pendant la cure, il sera demandé au patient d'avancer d'une heure son réveil tous les trois ou quatre jours.

En cas d'avance de phase

« Être du matin » a moins d'impact sur la vie quotidienne que le retard de phase. En premier lieu, le rythme naturel s'accorde avec celui de la société. En règle générale, les horaires de coucher et de lever sont stables. Il n'y a pas de déficit de sommeil.

Les heures de coucher très précoces (avant 20 heures) entraînent des levers non moins précoces (3 heures ou 4 heures du matin). À la différence des personnes en retard de phase, celles en avance de phase ne souffrent pas de somnolences durant leurs périodes d'éveil. Le maintien du sommeil et l'endormissement après un réveil nocturne semblent leur première difficulté.

« Je suis en retard, je suis en retard ! »

Le lapin de Alice aux pays des merveilles incarne l'une des angoisses les plus récurrentes de l'homme moderne. Des activités professionnelles « chronophages » et stressantes s'accompagnent parfois d'horaires inadaptés aux besoins de chacun. Il faut ajouter à cette pression l'attraction hypnotique pour la télévision et les surfs sur Internet, qui ont rallongé considérablement nos périodes d'éveil. Les dernières statistiques montrent que la durée du sommeil a diminué en moins de cinquante ans de plus d'une heure et demie.

Les séances de luminothérapie ont lieu le soir, entre 17 heures et 18 heures. L'exposition à une lumière de 10 000 lux, une demi-heure par jour, est recommandée.

En cas de syndrome hypernycthéméral

Retard et avance de phase peuvent cacher un syndrome hypernycthéméral. Ce dernier se manifeste par un décalage journalier des heures de sommeil. L'apparition de ce syndrome est due à une mauvaise adaptation du rythme circadien (25 heures) à la durée d'une journée (24 heures). L'adaptation est naturelle chez les sujets normaux, dont les rythmes sont synchronisés sur ces 24 heures. Dans le syndrome hypernycthéméral, les personnes vivent un « décalage horaire » permanent de une à deux heures. Elles peuvent donc connaître successivement des retards ou des avancées de phase.

Plusieurs facteurs sous-tendent ce syndrome : des atteintes sensorielles, comme la cécité, des lésions traumatiques ou tumorales dans la région suprachiasmatique, certains troubles de la personnalité entraînant un fort repli social, ou encore des facteurs génétiques.

Certains troubles du sommeil nécessitent d'autres traitements que la luminothérapie. Nous avons choisi de vous les décrire pour éviter, entre autres, des traitements inopérants dans des centres de bien-être non spécialisés. Le mieux étant, si vous souffrez d'insomnies ou devant tout symptôme inhabituel et/ou persistant, de consulter votre médecin généraliste. Il vous invitera peut-être à vous rapprocher de l'un des nombreux centres du sommeil répartis dans toute la France.

Les réveils douloureux

Dans ce cas, il est probable que les réveils aient lieu lors d'une phase de sommeil lent. L'esprit est confus, l'angoisse bien présente, le cœur bat la chamade, la tonicité musculaire est défaillante. Le réveil douloureux peut évoquer un syndrome de fatigue chronique ou une fibromyalgie. Il peut être aussi le premier signe d'une dépression. Le traitement repose sur la résolution de la cause qui entraîne le réveil douloureux.

Le sommeil non réparateur

Un sommeil agité annihile les effets réparateurs du repos. La personne ressent une fatigue constante, des épisodes de somnolence émaillent sa journée. Les causes d'un mauvais sommeil sont multiples, et leur ressenti est très subjectif. Parmi les troubles les plus fréquents figurent le syndrome des jambes sans repos et l'apnée du sommeil.

– **Le syndrome des jambes sans repos :** il semble impossible de rester immobile en position allongée. Fourmillements, picotements et brûlures parcourent les jambes. Pour maîtriser l'agacement, voire la douleur, les personnes sont contraintes de se relever et de marcher. L'étirement et la marche constituant le seul remède à leur malaise... L'apport de la luminothérapie est très modeste et demande à être confirmé.

– **Dans une apnée du sommeil,** la respiration s'interrompt spontanément pendant au moins 10 secondes, régulièrement au cours de la nuit. La plupart des apnées sont générées par une mauvaise circulation de l'air dans les voies hautes (nez et gorge). Mieux connue aujourd'hui, l'apnée peut être soignée par une ventilation nocturne en pression positive continue (PPC). Ce trouble provoque à long terme une grande fatigue et peut être à l'origine de pathologies plus sévères, dans la mesure où il modifie l'homéostasie réparatrice du sommeil. Le syndrome est avéré quand le nombre d'apnées par heure est supérieur à dix. La luminothérapie n'est pas prescrite pour l'apnée du sommeil.

En dehors des traitements spécifiques à chaque syndrome, un traitement par luminothérapie amoindrit les effets secondaires (somnolence matinale, diminution de la mémoire, etc.) des médicaments hypnotiques, tels que les somnifères.

CHAPITRE 3

Les désynchronisations des horloges biologiques

Les modes de vie contemporains n'ont que faire des rythmes naturels qui gouvernent notre physiologie. Le temps ne se mesure plus à l'aune des journées et des nuits ou des saisons. L'expression « le temps, c'est de l'argent » prend désormais des allures d'injonction. Cette philosophie pousse chaque système de production et chaque individu à rentabiliser la moindre parcelle de temps. Et ceci a son impact sur la santé.

La rapidité des transports et des communications accentue encore le déphasage réel qui existe entre les capacités humaines et la nécessité économique. En bref, le corps ne sait plus quand il doit être éveillé, s'alimenter, fournir de l'énergie ou, au contraire, calmer le jeu pour se préparer à l'endormissement.

À court terme, ces décalages physiologiques n'ont pas d'autres incidences que la fatigue et une insomnie passagère, ce qui est le cas pour le décalage horaire, par exemple. À long terme, ils génèrent des troubles chroniques du sommeil et un stress physiologique important, dont souffrent en particulier les personnes travaillant de nuit ou en horaires décalés.

Les autres troubles liés à une désynchronisation interne peuvent être les boulimies saisonnières, le syndrome alimentaire nocturne, les dépressions non saisonnières.

Le syndrome du décalage horaire

Encore appelé *jet lag*, ce syndrome transitoire survient chez les voyageurs qui franchissent plusieurs fuseaux horaires à la vitesse d'un avion ! Admettons que vous partiez à 10 heures de Paris, pour vous rendre à New York. Vous voyagez durant 6 heures. Votre corps poursuit sans rechigner son rythme habituel. Quand vous débarquez sur le tarmac de l'aéroport de Newark, vos horloges internes sont à 16 heures, soit une avance de 6 heures sur l'heure locale. Tout d'abord, rien ne se passe. La lumière du matin, l'émotion du voyage et vos activités donnent à cette journée l'aspect d'un jour comme les autres.

Les choses se corsent lorsque votre corps signale qu'il est temps de se reposer, alors que l'horloge locale et la lumière de l'après-midi vous disent le contraire…

Si vous décidez de vivre en respectant votre rythme initial pendant quelques jours, en vous rapprochant progressivement de l'horaire local, le décalage ne se fera pas sentir. Un peu à l'image de ce qui se passe lors des passages à l'heure d'hiver et à l'heure d'été. Mais aujourd'hui, il est fort probable que vous n'en ayez ni le temps ni l'envie. Vous allez donc contraindre vos 170 horloges internes à un ajustement brutal et rapide. Elles protesteront avec plus ou moins de vigueur, en fonction de leur sensibilité. Cette « révolte » se manifeste par une fatigue persistante, des maux de têtes, des insomnies, un sommeil entrecoupé d'éveils spontanés, une modification de la pression artérielle, des rythmes cardiaque et respiratoire. Réalisés à pied, ces « voyages longue distance » n'auraient pas du tout le même impact.

Homéostasie et dyschronisme

Le physiologiste Claude Bernard a mis en évidence l'homéostasie du corps humain. Ce terme, qui peut sembler obscur, désigne le fait que la physiologie de chaque être vivant est organisée pour maintenir un équilibre interne constant. Quand cet équilibre est rompu, des phénomènes dits « cybernétiques » se déclenchent et tentent de le restaurer. Pour ce faire, l'hypothalamus ajuste en permanence son message aux différentes horloges internes, en fonction des données propres à l'individu (température corporelle, concentrations chimiques, métabolisme) et des facteurs externes (lumière, température extérieure, etc.).

Plusieurs chronobiologistes s'accordent à dire que, à partir d'un certain décalage entre notre temps « naturel » et le temps des montres, les horloges biologiques se désynchronisent, provoquant des troubles homéostatiques. Ce dérèglement est appelé « dyschronisme ». Il se régule seul le plus souvent, mais la luminothérapie constitue dans ce cas le remède d'élection.

La lente adaptation du métabolisme

On estime que, pour se remettre en phase avec le nouvel horaire, un jour de réadaptation est nécessaire par fuseau horaire englouti par la vitesse du transport. Dans le cas d'un voyage entre Paris et New York, il faudrait donc six jours à votre métabolisme pour retrouver un fonctionnement harmonieux.

La situation est encore aggravée quand le voyage vous porte d'ouest en est, en raison du raccourcissement de la journée. Si vous vous envolez de New York à 10 heures le matin, vous débarquerez à Paris à la nuit tombée. Vos fonctions métaboliques atteignent alors un pic d'activité, puisque, pour elles, il est 16 heures, ce mi-temps de la journée où la température corporelle est à son maximum (37,5°) et où, habituellement, les fonctions cognitives sont optimales. S'endormir avant les premières heures du matin est impossible. En revanche, c'est bien trop tard dans la journée du lendemain que se déclenchera la production du cortisol, habituellement sécrétée au petit matin et véritable booster de l'organisme. L'apport de lumière naturelle dont vous avez été privé dans l'avion ajoute encore à la désynchronisation. L'horloge centrale, nous l'avons vu, est directement conditionnée par la lumière du jour.

Quelques remèdes au « jet lag »

Il est bien entendu impossible aujourd'hui de s'accorder six jours de vie passablement décalée. Les séjours de longue durée sont bien plus rares que les séjours « express ». Dans certaines circonstances professionnelles, il peut même arriver que l'on fasse le tour de la Terre en quelques jours. Il est possible, toutefois, d'adoucir la transition en prenant quelques précautions avant, pendant et après le voyage.

Le syndrome du décalage horaire peut être évité ou atténué en respectant quelques règles d'hygiène de vie. Prenons l'exemple d'un voyage Paris-New York. Le matin de votre départ, exposez-vous à la lumière du jour, prenez un petit déjeuner riche en protéines. Buvez beaucoup pendant le voyage. Sur place, profitez autant que possible de la lumière naturelle ou d'une forte lumière artificielle le matin et le soir. Lors du retour, il n'est pas rare de voir apparaître des difficultés à l'endormissement. Une luminothérapie matinale de trois à cinq jours résoudra le problème.

Le travail en horaires décalés

« Le jour est le père du labeur et la nuit mère des pensées », et, depuis toujours en effet, les civilisations ont conçu des modèles d'organisation qui respectaient cet adage, du moins pour le plus grand nombre. Pour satisfaire aux besoins de ce « plus grand nombre », une frange marginale de la population œuvre en horaires décalés, et cela depuis l'apparition de sociétés structurées.

On sait par exemple que les conducteurs de chars romains étaient contraints de transporter les marchandises la nuit, afin de décongestionner les rares voies de circulation.

La nuit du Moyen Âge est consacrée au repos, l'artisan débutant son activité à l'aube avec les matines et la finissant aux vêpres. Mais en dépit des règlements des corporations interdisant le travail de nuit, certains poursuivent leur activité à la bougie, réalisant un « travail au noir ». Expression qui a perduré jusqu'à nos jours.

La marine conçoit la première, pour la navigation, des systèmes de quart où un homme se relaie toutes les quatre heures au même poste. L'heure de prise de quart étant différente chaque jour.

La véritable révolution n'arrive qu'à la fin du XIXe siècle, avec l'invention par Thomas Edison de l'ampoule à incandescence et l'accès plus aisé à l'énergie. L'industrialisation galopante, où les machines tournent « à feu continu », suppose des modes d'organisation où le travail à horaires irréguliers devient une pierre angulaire de l'économie.

Le développement des services, des unités de soins, des transports et de la communication a rapidement accentué ce phénomène.

Des effets sur la santé...

Aujourd'hui, dans les pays occidentaux, près de 10 % de la population active aurait des horaires de travail décalés, par rapport à l'ensemble de la population. Selon l'Institut national de recherche et de sécurité pour la prévention des accidents du travail et des maladies professionnelles (INRS), en France,

« le travail en horaires atypiques concernerait aujourd'hui près de deux salariés sur trois. Ces rythmes de travail hors normes ne sont pas neutres en termes de santé et de sécurité et peuvent être à l'origine de risques spécifiques. »[1] Le terme « travail en horaires atypiques » recouvre en réalité plusieurs types d'organisations : le travail posté ou en 3X8, le travail de nuit à horaires réguliers et le travail à périodes fractionnées (que nous n'aborderons pas ici).

Ces modes de travail ne sont pas sans conséquences sur la santé. Les troubles du sommeil sont les plus fréquents (difficultés d'endormissement, déficit aigu de sommeil, fatigue persistante). Sur le long terme, ils peuvent favoriser la survenue de pathologies cardiovasculaires, de cancers et de dépressions. Fin 2007, rappelle André Klarsfeld, l'Organisation mondiale de la santé a classé le travail posté comme « probablement cancérigène (du moins s'il est pratiqué pendant plus de quinze ans). »

... et sur la vie de famille

Ces horaires atypiques conditionnent également la vie quotidienne, et en particulier la vie de famille. Comment « être raccord » avec les temps libres des enfants, les horaires des repas, le partage des tâches domestiques ? Le stress affectif est donc une donnée qu'il est nécessaire de prendre en compte. S'il concerne les hommes comme les femmes, ces dernières semblent plus vulnérables, ayant le plus souvent en charge

1. http://www.inrs.fr/accueil/situations-travail/horaires-decales.html

Davantage d'accidents la nuit

Toutes les études se rejoignent : les accidents et les incidents sont plus nombreux la nuit. Leur fréquence s'accélère encore entre 3 heures et 5 heures du matin, période où la température corporelle est la plus basse et le taux de mélatonine, le plus élevé. Rappelons que beaucoup d'accidents industriels majeurs ont eu lieu la nuit : les catastrophes nucléaires de Tchernobyl ou de Three Mile Island ont marqué les mémoires.

Les institutions et les entreprises ont désormais des outils de prévention : la régularité des horaires sur une longue durée, des pauses et des transitions d'équipes choisies aux heures où la récupération est la meilleure, par exemple.

une grande part des obligations familiales. Leur sommeil diurne peut, de fait, être considérablement réduit.

Cependant, certaines personnes, en raison d'une plus grande tolérance physiologique, ne ressentiront aucune difficulté à travailler de nuit ou en horaires décalés. Elles constituent toutefois une minorité. Un chronotype vespéral s'adaptera mieux au travail de nuit qu'un chronotype matinal, par exemple.

Enfin, la nature de la tâche effectuée accentue ou atténue la dureté du travail de nuit. Plus la tâche est monotone et moins elle nécessite d'actions, qu'elles soient répétitives ou non, et plus elle génère de troubles, liés à l'accumulation de la fatigue et de l'ennui.

Les effets de la luminothérapie

De nombreuses études et recherches ont mis en évidence que, dans les cas de travail de nuit et de travail posté, la luminothérapie est un instrument thérapeutique efficace. Il a été démontré qu'une exposition à une lumière vive à un instant T modifiait sensiblement les tempos des horloges biologiques.

Ainsi, une séance de luminothérapie effectuée alors que la température corporelle va atteindre son minimum (entre 3 heures et 5 heures du matin) a pour effet de reculer l'oscillation circadienne de quelques heures et provoque un retard de phase. La personne demeure vigilante, mais pourra s'endormir quelques heures plus tard. Si la séance se déroule au moment où la température corporelle remonte, c'est le contraire qui se produit, entraînant un endormissement plus rapide.[1]

Certaines entreprises sont désormais équipées de lampes de lumière vive (entre 5 000 et 12 000 lux) permettant de maintenir la vigilance. Un chercheur de l'université de Laval, à Québec, a également pu démontrer que la lumière verte est perçue comme plus lumineuse, sans qu'il soit nécessaire d'augmenter considérablement la puissance d'éclairement des lieux.

Le port de lunettes orange sur le trajet du retour, au petit matin, faciliterait l'endormissement. La teinte des verres crée l'illusion du crépuscule, ce qui entraînerait la production de mélatonine. La couleur orange améliore en outre la perception des contrastes. Le conducteur ajuste plus facilement sa

1. Source : Diane B. Boivin, Francine 0. James, *Prévention par la photothérapie des troubles d'adaptation au travail de nuit,* Institut de recherche Robert-Sauvé en santé et en sécurité du travail (IRSST).

vision aux conditions environnementales, ce qui sécurise le trajet entre le travail et le domicile.

Les spécificités du travail posté

On parle de « travail posté », « en 3X8 » ou en « équipes alternantes » quand le même poste, aux mêmes heures, est occupé par des salariés différents. Ainsi, les horaires du salarié varient-ils d'un jour à l'autre, d'une nuit à l'autre devrait-on dire, et sont parfois modifiés toutes les semaines, voire tous les deux ou trois jours. Ce mode d'organisation concerne une personne sur quatre travaillant la nuit en Europe.

Le « travail en 3X8 » avec une rotation hebdomadaire, où une personne conserve les mêmes horaires seulement durant 5 ou 6 jours, est considéré comme celui ayant le plus de conséquences sur la santé. L'organisme est alors soumis à un stress équivalent à celui d'un décalage horaire de 8 heures, et ce à une fréquence élevée. Ses horloges tentent bien de se conformer à ces cycles courts, mais si l'horloge qui gouverne les périodes de veille et sommeil se règle en deux ou trois jours, l'horloge de la température corporelle se règle sur huit jours et celle de la sécrétion du cortisol, sur quinze jours, selon le chercheur Alain Reinberg, auteur de *Le Temps humain et les rythmes biologiques*.

La luminothérapie est en général pratiquée au début du temps de travail. Elle consiste en une séance d'exposition à 10 000 lux, une demi-heure avant de prendre son poste.

Les boulimies saisonnières

L'hiver venu, vous vous surprenez par votre appétit d'ogre et votre goût très prononcé pour les sucres, les aliments gras, les féculents… Vos repas sont plus copieux, vous grignotez sans cesse et prenez allègrement quelques kilos. Au retour des beaux jours, votre appétit gargantuesque disparaît sans difficulté, sans même que vous vous imposiez de nouvelles règles alimentaires.

Ce trouble du comportement alimentaire saisonnier ne devient pathologique qu'à certaines conditions : prise de poids importante (plus de 7 % du poids total), maladie sous-jacente nécessitant un régime strict (diabète, obésité avérée, etc.).

Les boulimies saisonnières seraient un effet secondaire de la baisse du taux de sérotonine, neurotransmetteur agissant sur l'humeur et l'appétit. Stimulée par la lumière naturelle, réagissant en interaction avec la mélatonine, la sérotonine régule de nombreuses fonctions physiologiques. Son influence s'exerce aussi bien sur la température interne que sur les cycles d'éveil et de sommeil ou les fonctions motrices. Elle conditionnerait d'autre part la perception de la douleur comme le niveau d'anxiété.

Or, la sérotonine est élaborée grâce à un acide aminé, le tryptophane, présent dans les sucres et les protéines. Ces deux apports ont des effets contradictoires : les sucres augmenteront le taux de sérotonine, tandis que les acides aminés neutres des protéines auront pour résultat une baisse sensible de la production de sérotonine.

Le choix d'une alimentation saine, le sport et la luminothérapie sont les trois leviers qui vous permettront de combattre ce phénomène transitoire. Le traitement de luminothérapie consiste en une séance d'exposition de 30 minutes à 10 000 lux, le matin avant 9 heures, pendant toute la saison hivernale.

La dépression

La dépression, terme très employé aujourd'hui pour désigner le mal-être et la souffrance psychique, recouvre en fait des pathologies très différentes. On pourrait dire qu'il n'existe pas une dépression, mais des dépressions. Leur expression, leurs conséquences et leurs origines sont extrêmement variables : troubles bipolaires ou unipolaires, réaction post-traumatique, dysfonctionnement biologique du système de régulation de l'humeur, etc. L'inventaire des types de dépressions en dit long sur la variété des formes dépressives : trouble dépressif récurrent, dépression nerveuse, dépression clinique, dépression unipolaire, épisode dépressif majeur et caractérisé, ou encore syndrome dépressif.

Aussi variée est la liste des thérapies mises en œuvre pour soigner ce que l'on appelait autrefois la « mélancolie », mot issu du latin *melancholia*, signifiant « bile, humeur noire ». Les traitements psychiatriques médicamenteux sont aujourd'hui bien souvent complétés par des psychothérapies variées : psychanalyse, thérapies comportementales et cognitives, analyses, EMDR (*eye movement desensitization and reprocessing*), etc. S'y adjoignent tous les apports des médecines dites « douces », comme l'acupuncture ou la médecine ayurvédique, l'hypnose ou la luminothérapie.

Les personnes dépressives sont également invitées à modifier sensiblement leur mode de vie pour améliorer leur bien-être : yoga, techniques de relaxation de Jacobson ou de Schultz, sophrologie, taï-chi, méditation, exercice physique régulier, alimentation riche en vitamines et en oméga. La multiplicité des causes et des symptômes impose en effet une prise en charge globale, qui intègre aussi bien le mal-être psychique que le malaise physique.

Les manifestations de la dépression

Les signes les plus marquants sont une fatigue persistante, des difficultés de concentration, un découragement profond et inextinguible. Les idées noires s'accumulent, se relayant dans un continuum autoaccusateur. L'énergie vitale a disparu dans ce long monologue désespéré. À ce cortège d'effets psychiques s'ajoutent des dérèglements physiques : une perte ou une prise de poids, qui peuvent être conséquentes et entériner l'image dévalorisée que l'on a de soi, un ralentissement des activités motrices. Pour le Dr Nicolas Duchesne, qui a écrit *Des hauts et des bas, bien vivre sa cyclothymie* : « Corps et esprit s'unissent dans la douleur : des troubles du sommeil, de l'appétit, de la sexualité et des douleurs diffuses s'associent souvent à cet état de souffrance marquée. »

Une dépression majeure (*major depressive episode*) est dite caractérisée quand elle remplit un certain nombre de symptômes répertoriés dans le DSM-IV, manuel diagnostique et statistique des troubles mentaux. Elle se manifeste par une tristesse persistante et envahissante, avec une incapacité à ressentir du plaisir ou de l'intérêt pour des activités habituellement plaisantes, des pensées morbides et un ralentissement des fonctions psychiques et motrices. Elle doit être traitée avec la plus grande rigueur. Mais il existe des dépressions chroniques, persistant au fil des années, sans épisode aigu.

Le traitement par la luminothérapie

Quand les psychiatres de l'Institut national pour la santé mentale, aux États-Unis, découvrent l'efficacité de la luminothérapie sur la dépression saisonnière, la communauté scientifique a bien évidemment étendu ses recherches à la dépression « classique ».

Initiés dans les années 1980 par le Dr Daniel F. Kripke, des traitements associant prise médicamenteuse et luminothérapie donnent de bons résultats. Depuis peu, les recherches s'orientent vers des thérapies combinant la chronobiologie et la luminothérapie. « Pour les plus ardents défenseurs des approches chronothérapeutiques, la combinaison de la photothérapie à d'autres approches, telles que privation de sommeil et/ou modification des rythmes quotidiens, serait appelée à devenir une alternative à la chimiothérapie antidépressive », précise le psychiatre Christian Even.

Le traitement de la dépression non saisonnière par luminothérapie est toujours combiné à un traitement médicamenteux. Mais les apports de la luminothérapie sont tout à fait probants. Celle-ci diminue notamment le temps de latence, au cours duquel l'antidépresseur ne fait pas encore effet. Quand elle entraîne un mieux-être notable, il devient possible de diminuer les doses de médicaments. Enfin, elle stabiliserait la guérison.

La luminothérapie convient-elle aux enfants ?

Les enfants peuvent être soignés par luminothérapie pour les maux où son efficacité a fait ses preuves, comme la dépression saisonnière et les troubles du sommeil. Ces deux pathologies se manifestent par certains symptômes similaires, qui rendent le diagnostic difficile.

Un pour cent des enfants de l'hémisphère nord souffriraient du blues hivernal à des degrés divers, avec une plus grande fréquence pour les filles. Le petit enfant n'est pas toujours en mesure d'exprimer la nature de son malaise. Le changement de comportement est parfois manifeste : il devient grognon, agressif, a du mal à se lever le matin, traîne des pieds pour aller à l'école, refuse les activités ludiques et les loisirs en famille. Des maux de ventre alternent avec des fringales pour les aliments sucrés, les féculents. La plupart du temps, un fléchissement des résultats scolaires alerte les parents. Le deuxième trimestre est traditionnellement celui où les résultats sont les moins bons et où le programme est le plus chargé…

La dépression saisonnière se manifeste avec une plus grande fréquence chez les adolescents. Mais les symptômes, là, sont le plus souvent associés à la fameuse crise de l'adolescence. Plutôt calmes et silencieux, ces adolescents se fondent dans la masse des élèves, ne suscitant aucun commentaire dans les équipes éducatives. Pour toutes ces raisons, la pathologie ne sera diagnostiquée bien souvent qu'après plusieurs années de crises récurrentes, comme l'explique le Dr Norman E. Rosenthal dans *Soif de lumière*. Les chercheurs du NIMH (National Institute of Mental Health) ont mis au point un questionnaire spécifique pour dépister la dépression saisonnière des adolescents, déclinaison du SPAQ (*seasonal pattern assessment questionnaire*), utilisé pour les adultes.

Quels traitements en cas de dépression saisonnière ?

La séance quotidienne de luminothérapie dure de 15 à 20 minutes. L'éclairement est de 2 500 lux en dessous de 8 ans, et de 10 000 lux pour les adolescents, comme pour les adultes. Le simulateur d'aube est souvent combiné à la cure de luminothérapie. Le quotidien peut être amélioré grâce à quelques modifications du mode de vie : lever l'enfant tôt le matin, privilégier les loisirs extérieurs pour augmenter l'exposition à la lumière naturelle, rassurer l'enfant en lui expliquant les symptômes de la dépression, le soutenir quand il ne parvient pas à faire quelque chose.

CHAPITRE 4

Ce que la luminothérapie soigne peut-être...

Attention, la luminothérapie n'est pas la panacée, elle ne guérit pas tout ! Elle améliore certes considérablement le quotidien, mais ses effets sont transitoires. Voici un petit inventaire des essais concluants qui ont été réalisés, mais n'ont pu être vérifiés par des études à grande échelle.

L'interaction entre médecine et commerce incite les revendeurs d'équipements de luminothérapie à parer cette dernière de toutes les vertus. Ils utilisent comme argument des études scientifiques partielles ou récemment initiées, ne faisant pas l'unanimité dans la communauté scientifique.

Le syndrome alimentaire nocturne

Certaines personnes se réveillent en pleine nuit pour s'offrir une collation, voire un véritable repas. Ce besoin de manger la nuit est aussi soudain qu'irrépressible. Il permet également de se rendormir plus facilement. La prise alimentaire s'effectue dans un état second, proche du somnambulisme, et bien sûr sans plaisir. Des troubles du sommeil, une anxiété dominante, un stress sont souvent associés à l'hyperphagie nocturne.

Ce syndrome se caractérise par une absence d'appétit le matin, compensée par un apport calorique important le soir (dîner copieux, grignotages jusque tard dans la soirée), avec un goût prononcé pour les aliments riches en hydrate de carbone, comme les sucres et les féculents. Au moins 50 % de la consommation d'énergie quotidienne est apporté après le dernier repas du soir. Les réveils ont lieu au moins une fois par nuit. Ce trouble concerne de 9 à 27 % des personnes souffrant d'obésité et d'obésité morbide (quand l'indice de masse corporelle est supérieur à 40).

L'origine de l'hyperphagie nocturne est encore mal connue. Elle pourrait être provoquée par un défaut de sécrétion de mélatonine, mais aussi par une mauvaise réponse au stress. Ce dernier accroît notablement la production de cortisol (hormone de l'énergie, dont le taux augmente sensiblement en cas d'anxiété). La prise alimentaire agirait alors comme un anxiolytique, faisant sensiblement baisser le taux sanguin de cortisol.

Un cas publié par le Dr Serge Friedman a montré l'efficacité de la luminothérapie matinale sur le syndrome alimentaire nocturne.[1] Mais aucune étude de grande envergure n'a encore confirmé cette prise en charge, même si, en pratique, les résultats sont probants.

Le trouble déficitaire de l'attention, avec ou sans hyperactivité (TDAH)

Les critères de diagnostic donnés par les classifications internationales du trouble de l'attention – hyperactivité chez l'enfant et l'adulte – sont stricts, permettant de bien différencier le tempérament, l'influence de l'environnement d'un trouble réel et pathologique. Ils intègrent trois faisceaux de symptômes différenciés : le déficit d'attention, l'hyperactivité, l'impulsivité. Des variations génétiques et des facteurs environnementaux seraient à l'origine de cette pathologie. Mais l'éventail des causes demeure très large.

1. Serge Friedman, Christian Even, Roland Dardennes, Julien Daniel-Guelfi « Light Therapy, Obesity, and Night-Eating Syndrome », *The American Journal of Psychiatry*, 2002.

Le trouble de l'attention est bien connu chez l'enfant, beaucoup moins chez l'adulte. Pourtant, il touche de 3 à 5 % de la population générale, soit une prévalence équivalente à celle mesurée pour les enfants. Il se manifeste par des difficultés d'organisation professionnelles et personnelles, une anxiété, de l'impulsivité et le sentiment d'être littéralement « à fleur de peau », avec une mauvaise gestion des émotions.

Des troubles aussi liés au sommeil

Des recherches menées par la pédopsychologue Reut Gruber, de l'Institut universitaire en santé mentale de Douglas, au Canada, mettent en avant une interaction entre un sommeil de mauvaise qualité et des perturbations du comportement. Pour l'Institut Douglas, « des études expérimentales en laboratoire et des observations cliniques ont montré qu'une quantité insuffisante de sommeil ou un sommeil de mauvaise qualité provoquent des troubles similaires au TDAH, soit une perturbation du comportement et un mauvais fonctionnement neurocognitif ». Il y aurait un lien génétique (discuté par les chercheurs) entre le TDAH et la continuité du sommeil. Il s'agirait ici de « soutenir la mise au point de traitements individualisés en matière de sommeil, propres à chaque génotype ».

La luminothérapie constitue dès lors une voie de traitement intéressante, puisqu'elle permet une synchronisation des horloges biologiques et restaure les fonctions physiologiques propices à un sommeil de qualité. De plus, les personnes souffrant de TDAH accumulent la fatigue et présentent des difficultés d'endormissement. Comme pour d'autres pathologies, l'efficacité de la luminothérapie sur le TDAH demande à être confirmée. En France, par exemple, elle n'est pas prescrite dans ce cadre, et un seul essai a été pratiqué chez des adultes souffrant de TDAH en 2006 !

Les troubles du sommeil des personnes âgées

Plus les personnes avancent en âge, plus vous les verrez actives jusque tard dans la nuit ou, au contraire, s'endormant au crépuscule, pour se réveiller bien avant le lever du jour. Ces retards et avances de phase, déjà évoqués, peuvent être atténués ou disparaître avec des séances de luminothérapie. Celle-ci évite en outre l'utilisation des hypnotiques (somnifères), qui diminuent sensiblement la vigilance diurne, entraînent parfois une dépendance et ont en outre des effets secondaires sur la mémoire et les fonctions motrices.

La maladie d'Alzheimer

La maladie d'Alzheimer est la forme de démence sénile la plus fréquente (trois quarts des pathologies). Elle touche 5 % de la population âgée de plus de 65 ans. En France, 880 000 personnes sont concernées, dont 30 000 sont âgées de moins de 35 ans. Sa fréquence augmente donc avec l'âge, mais une moitié seulement des personnes atteintes est diagnostiquée. Certains médicaments freinent l'évolution de la maladie, mais ne la guérissent pas.

Cette pathologie se traduit par une atteinte des fonctions intellectuelles et cognitives, une baisse des activités et des conduites incohérentes. Son origine est inconnue, mais elle se caractérise par des lésions cérébrales de nature dégénérative.

La dégénérescence des cellules de l'horloge biologique a de sévères conséquences sur les états de veille et de sommeil. En début de maladie, il semble qu'une hypersomnie s'installe. La personne se couche très tôt et se lève plus tard. La qualité du sommeil est ensuite atteinte, avec une diminution notable du temps imparti au sommeil paradoxal. Des réveils intempestifs hachent le sommeil et interdisent toute récupération. Ces éveils s'accompagnent parfois de délires et d'hallucinations ou de désorientation.

La prise de somnifères est fortement déconseillée, au profit des inducteurs de sommeil. La luminothérapie, elle, peut réguler, dans une certaine mesure et au tout début de la maladie, les rythmes circadiens. Elle augmente la vigilance diurne. Le traitement est décidé avec le médecin et suivi dans une unité de soins.

Les dépressions anténatales

La maternité n'est pas toujours un long fleuve tranquille, porteur de bonheur et d'espoir. Le « mummy blues » toucherait près de 13 % des femmes enceintes qui, pourtant, souhaitaient fortement l'enfant attendu. Aux angoisses liées à la santé de l'enfant à naître et aux conditions de l'accouchement se greffe la difficulté narcissique qu'éprouvent parfois les femmes enceintes face à la transformation de leur image corporelle. L'inquiétude de ne pas assumer son futur rôle maternel, la réactivation des conflits que l'on peut avoir connu avec sa propre mère, les traumatismes affectifs induisent un fléchissement net du moral.

La dépression au cours de la grossesse n'est pas exclusive à la première gestation. Elle survient quand plusieurs facteurs déclenchants se conjuguent au gré du hasard, des conditions de vie et des affects de la future mère, qu'elle ait ou non déjà eu des enfants. La grossesse entraîne des modifications hormonales majeures, qui peuvent générer des troubles de l'humeur, des insomnies, des désynchronisations des horloges biologiques.

Cet épisode de fragilité prend tous les aspects d'une dépression : irritabilité, besoin d'isolement, ressassement d'idées noires, sommeil perturbé, pleurs incontrôlés... Les cas de naissance prématurée sont plus élevés chez une mère déprimée. Le suivi psychologique et thérapeutique est donc nécessaire, pour éviter notamment la survenue d'un « baby-blues » après la naissance du bébé (qui, lui, n'est pas une dépression).

Mais comment soigner cette mélancolie sans pharmacopée ? Les effets secondaires (effets tératogènes ou abortifs, par exemple) des antidépresseurs n'autorisent pas leur prescription pendant la grossesse. Une étude récente a montré l'efficacité d'une luminothérapie matinale chez les femmes souffrant de dépression anténatale.

Le syndrome prémenstruel

Quelle femme n'a pas ressenti une fatigue accrue, une plus grande susceptibilité, des douleurs diffuses dans le ventre à l'approche de ses règles ? La plupart du temps, ces manifestations restent modérées, et les femmes en prennent leur parti. Le syndrome prémenstruel induit une exacerbation de ces symptômes, auxquels s'ajoutent une prise de poids due à la rétention d'eau, un gonflement des seins qui deviennent douloureux, des céphalées, une émotivité excessive qui peut se transformer en dépression (transitoire), une plus grande vulnérabilité aux virus et bactéries, des envies irrépressibles d'aliments sucrés.

Le stress, une alimentation trop riche en hydrates de carbone et pauvre en calcium, la tabagie, l'obésité seraient des facteurs favorisant la survenue de ce syndrome. Ce dernier serait dû à l'action des hormones sexuelles (œstrogènes) sur les sécrétions de sérotonine et de mélatonine.

Les dernières recherches médicales n'ont pas apporté la preuve de l'efficacité de la luminothérapie sur ce syndrome, mais les résultats scientifiques sont équivoques. Les patientes disent en effet ressentir les bienfaits du traitement. L'effet placebo agirait-il ici ? Le syndrome prémenstruel peut être associé à une dépression saisonnière. Dans ce cas, la luminothérapie doit être poursuivie pendant toute la durée de l'épisode dépressif. En cas de syndrome isolé, une exposition matinale les jours précédents les règles est généralement suffisante.

La fertilité féminine

La vénérable Society for Light Treatment and Biological Rhythms, créée à la suite des découvertes du Dr Rosenthal et de l'équipe du NIMH, réunit des scientifiques du monde entier à la recherche de nouvelles applications de la luminothérapie. Parmi les études réalisées sous sa houlette, celle du Dr Konstantin Danilenko, de l'Académie russe des sciences médicales, concerne la fertilité. Des femmes avec un cycle menstruel de plus de 28 jours ont été exposées à une séance quotidienne de luminothérapie entre le septième et le quatorzième jour du cycle – phase essentielle, durant laquelle se développe le follicule ovarien. À la suite de cette cure, l'ovulation de plusieurs follicules matures et des taux d'hormones sexuelles élevés ont été mis en évidence. La luminothérapie figurera-t-elle demain parmi les traitements de la fertilité ?

Le syndrome de fatigue chronique (SFC)

Ce syndrome demeure un mystère pour la médecine et, bien souvent, les personnes atteintes ne sont jamais diagnostiquées. La fatigue persistante qu'elles ressentent n'est pas effacée par le repos ou par une bonne nuit de sommeil. Elle s'accompagne de symptômes handicapant parfois sévèrement la vie quotidienne : perte de la mémorisation à court terme, douleurs musculaires, céphalées chroniques, plus grande fragilité immunitaire.

Parmi les causes ayant fait l'objet de recherches :
– une hyperactivité bactérienne ou mycosique (*Candida albicans*) ;
– une réponse inflammatoire excessive (fibromyalgie) ;
– une infection chronique ou aiguë (mononucléose infectieuse) ;
– les troubles du sommeil ;
– la dépression et le stress ;
– un déséquilibre du système limbique et de l'hippocampe, qui jouent un rôle essentiel dans la gestion de la fatigue et des émotions.

La luminothérapie exerce une action régulatrice sur le rythme circadien. Elle peut donc réguler la production des neurotransmetteurs de la veille et du sommeil.

L'aide aux patients souffrant de pathologies lourdes

Les maladies graves (cancers) ou chroniques (diabète, sclérose en plaques, maladie de Parkinson, etc.) sont la cause de nombreux troubles associés, et les traitements lourds portent gravement atteinte à la vitalité des patients. La fatigue est la première cause de plainte, tant elle invalide les efforts menés pour conserver une vie normale.

Bien souvent, l'ensemble des horloges biologiques est perturbé par la maladie et les horaires des traitements. De plus, on a pu constater que l'intensité des effets secondaires des médicaments variait considérablement en fonction des heures d'administration. Des chercheurs, dont Alain Reinberg, mènent sur ce sujet des études depuis 1964. Ils ont pu démontrer une vulnérabilité accrue aux effets délétères des traitements à certaines heures de la journée. Cela est particulièrement vrai pour les rythmes hépatiques, le foie jouant un rôle fondamental dans l'élimination des toxines et des poisons médicamenteux.

La chronobiologie a pu ainsi réduire les accidents « post-chimiothérapie », améliorer la tolérance aux médicaments et l'efficacité des cures. Mais pour ce faire, encore faut-il que les horloges internes du patient aient la même heure que celle de l'hôpital ! La luminothérapie aurait ainsi la vertu de remettre les pendules du patient à l'heure, les traitements pouvant être fixés à des moments de moindre vulnérabilité.

L'aide aux patients en sevrage alcoolique

Pour les personnes dépendantes à l'alcool, la période du sevrage constitue un véritable défi. L'anxiété, qui peut entraîner une dépression, les symptômes physiques du manque (troubles digestifs, hypertension artérielle, etc.), les insomnies ruinent quelquefois leurs efforts pour sortir de la dépendance.

Le sevrage alcoolique nécessite une prise en charge médicalisée, un traitement mixte d'anxiolytiques et de vitamines, des soutiens psychologiques et de l'entourage.

Le sommeil est gravement perturbé pendant le sevrage, accentuant la fatigue et la nervosité. Le *Journal of Clinical Psychiatry* a publié en 1993 les résultats d'une étude réalisée sur dix patients souffrant du syndrome d'abstinence alcoolique, ayant reçu en complément de leurs soins une luminothérapie. Pratiquée au troisième jour d'abstinence, le matin, elle a montré une certaine efficacité sur la qualité du sommeil des patients. La phase de sommeil latent, cette période confuse entre éveil et sommeil, qui réduit à néant les capacités de récupération, a considérablement diminué. D'autre part, les phases de sommeil profond et de sommeil paradoxal ont retrouvé des rythmes proches de la normale. Cependant, jusqu'à aujourd'hui, aucune autre étude n'est venue confirmer cet apport thérapeutique de la luminothérapie dans le sevrage alcoolique.

D'autres pistes concernent les rechutes des personnes abstinentes. Il est courant qu'elles surviennent à l'automne et en hiver, quand la lumière extérieure devient insuffisante pour l'organisme et le maintien de l'équilibre psychique. Une cure de luminothérapie pourrait les éviter comme elle évite la récurrence des dépressions saisonnières.

Annexes

Informations pratiques

La luminothérapie pour votre médecin généraliste

Par méconnaissance de la thérapie et de son efficacité, plutôt que par réticence, les médecins généralistes proposent rarement une prescription de luminothérapie si vous souffrez de dépression saisonnière ou de troubles du sommeil. La formation des médecins demeure embryonnaire sur ces deux pathologies.

En 2006, un rapport du ministère de la Santé mettait en évidence le fait que « les professionnels de santé actuellement en exercice, notamment les médecins généralistes, n'ont pas bénéficié durant leur cursus d'une formation suffisante à la médecine du sommeil. Cette exception devrait être rapidement corrigée par l'instauration d'un enseignement structuré, comprenant par exemple des cours en premier cycle (physiologie) et, dans le deuxième cycle, la réalisation d'un module consacré aux pathologies du sommeil et à la médecine du sommeil. » Le même rapport souhaite favoriser les thérapies alternatives, dont la luminothérapie, aux traitements médicamenteux, ces derniers ayant des effets secondaires notables.

Six ans plus tard, le nombre de médecins généralistes prescrivant une luminothérapie demeure marginal, la plupart préférant choisir la « facilité » d'un antidépresseur (le plus souvent la fluoxétine et la sertraline), en dépit des résultats modestes révélés par les études. La luminothérapie représente moins de risques et donne l'assurance de résultats. La pratique à domicile de séances curatives peut paraître plus aléatoire, et l'efficacité elle-même laisser dubitatif, en dépit d'études probantes. Les psychiatres semblent mieux informés et conseillent plus facilement son utilisation. À vous de faire passer l'information !

La luminothérapie en institut

Vous êtes convaincu de l'efficacité de la luminothérapie, mais le coût élevé du dispositif vous a dissuadé. Vous pouvez alors vous tourner vers les instituts de beauté, spas et centres de relaxation qui proposent des séances de luminothérapie. Voici quelques conseils pour vous aider dans votre choix…

- La luminothérapie n'est efficace que si vous bénéficiez d'une séance quotidienne matinale (avant 9 heures) pendant plusieurs semaines. L'institut qui vous accueille doit être proche de chez vous ou de votre travail, ouvrir tôt le matin sept jours sur sept !

- Vous devez avoir la garantie que le dispositif de luminothérapie mis à votre disposition répond à la directive européenne 93/42 CEE en vigueur et que l'intensité de la lampe soit suffisante pour avoir un effet thérapeutique.

- L'espace réservé à la luminothérapie doit bien sûr être agréable et vous permettre une exposition à la distance préconisée par le fabricant. Si vous êtes placé trop loin, la séance sera inefficace.

La location des dispositifs

Vous ne poursuivez jamais vos traitements avec rigueur, vous oubliez vos rendez-vous, vous n'êtes pas certain de vouloir consacrer une demi-heure chaque jour à une séance de luminothérapie, votre budget ne vous permet pas d'acquérir un dispositif coûteux ou encore vous n'êtes pas convaincu de l'efficacité de cette thérapie… Vous pouvez louer un dispositif dans certains magasins spécialisés dans le bien-être, plus rarement dans les pharmacies. Hormis les garanties d'usage, vous devez prendre en compte le coût de la location (parfois prohibitif). Pour faciliter la vie de leurs patients, certains centres hospitaliers vous dirigent vers des loueurs qui offrent des conditions plus avantageuses et peuvent, dans certains cas, déduire le coût de la location du prix d'achat, si vous souhaitez en cours de cure acquérir une lampe.

Fabricants de dispositifs de luminothérapie en France

Dayvia : dispositifs de luminothérapie, simulateurs d'aube, www.dayvia.com

Fabricants de dispositifs de luminothérapie étrangers

– Day-light : dispositifs de luminothérapie, Canada, www.day-lights.com
– Philips : dispositifs de luminothérapie, simulateurs d'aube, Pays-Bas, www.philips.ca

– Northenlight technologies : dispositifs de luminothérapie, simulateurs d'aube, Canada, www.northenlighttechnoliogies.ca
– Innojok : dispositifs de luminothérapie, simulateurs d'aube, Finlande, www.innojok.fi
– Valotaina Oy : dispositifs de luminothérapie, simulateurs d'aube, Finlande, www.luminotherapie.net
– Lumie : dispositif de luminothérapie, simulateurs d'aube, Angleterre, www.lumie.com

Quelques distributeurs en France
– Solvital : www.solvital.fr
– L'Essentiel (vente et location) : www.lumino.fr
– Darty : www.darty.com
– Nature et découvertes : www.natureetdecouvertes.com

Les centres hospitaliers de luminothérapie

Il n'existe pas de liste officielle des centres hospitaliers disposant d'un service de luminothérapie. Nous vous invitons à vous rapprocher des centres de sommeil répartis dans toute la France.

Notre référent pour cet ouvrage :
Clinique des maladies mentales et de l'encéphale
La photothérapie y est pratiquée depuis 1989,
service du professeur Frédéric Rouillon,
consultations du Dr Friedman
Hôpital Sainte-Anne, 100, rue de la Santé, 75014 Paris
Contact : 01 45 65 83 64

Ressources documentaires

Sur Internet

* http://www. sltbr.org/
The Society of Light Treatment and Biological Rhythms est une organisation internationale fondée en 1988, afin de promouvoir la recherche et le développement en matière de luminothérapie et de rythmes biologiques.

* http://www.larecherche.fr/
Les rythmes rompus des personnes âgées.

* http://www.passeportsante.net/
Fiche santé bien documentée sur la luminothérapie.

* http://www.irsst.qc.ca/media/documents/PubIRSST/r-296.pdf
Étude sur la prévention par la photothérapie des troubles d'adaptation au travail de nuit.

* http://www.tdah-france.fr
Le site de l'association HyperSupers TDAH France. Plusieurs articles du Dr Éric Konofal, médecin spécialiste des troubles du sommeil et des troubles du comportement, Centre pédiatrique des pathologies du sommeil, hôpital Robert Debré, Paris.

* www.sciencedirect.com
J. Taillard, « L'évaluation du chronotype en clinique du sommeil », Médecine du sommeil, Elsevier Masson, 2009.

* www.anses.fr
Effets sanitaires des systèmes d'éclairage utilisant des diodes électroluminescentes (LED), 2010. Avis de l'Anses.
Rapport d'expertise collective.
Taper directement : http://www.anses.fr/ET/Documents ET/10_10_LED_Synthese.pdf

* www.inserm.fr
Études sur le rythme circadien et informations générales.

* www.cet.org
Le site du Centre des thérapies environnementales, auquel participent les chercheurs en pointe sur la chronobiologie : Claude Gronfier, Michael Terman, Anna Wirz-Justice, entre autres personnalités.

* www.reseau-morphee.fr
Le réseau Morphée a pour objet l'organisation de la prise en charge des patients atteints de troubles chroniques du sommeil. Son site très complet vous propose plusieurs outils d'aide au diagnostic et à la gestion des troubles.

Bibliographie

* F.-Xavier Alario (sous la direction de), *Toutes les questions que vous vous posez sur votre cerveau*, Odile Jacob, 2011.

* Isabelle Arnulf et Delphine Oudiette, *Comment dormons-nous ?*, coll. « Les petites pommes du savoir » n° 104, Éditions Le Pommier, 2008.

* Dr Luc Benichou, *Que la lumière soigne*, JC Lattès, 2010.

* Dominique Bourdin, Sylvie Bourdin-Darsonval, *Chromothérapie et luminothérapie, Couleurs et lumière de votre bien-être*, Eyrolles, 2009.

* Jean-Pierre Couwenbergh, *Chromothérapie et luminothérapie*, Eyrolles, 2005.

* Dr Grégoire Cozon, *Fatigue chronique*, Guide Santé, Larousse, 2005.

* Dr Nicolas Duchesne, *Des Hauts et des bas, bien vivre sa cyclothymie*, Odile Jacob, 2006.

* Odile Germain, *Hypnose au quotidien*, Hachette Santé, 2011.

* Pr André Giordan, *Mon corps, la première merveille du monde*, JC Lattès, 1999.

* Dr Claude Gronfier, Laurent Chneiweiss, *En finir avec le blues de l'hiver*, Marabout, 2008.

* André Klarsfeld, *Les Horloges du vivan*t, Odile Jacob, 2009.

* Marie-Pier Lavoie, Ph. D. avec la collaboration de Gérard Pons, *Du soleil plein la tête*, Les éditions Quebecor, 2009.

* Michel Lecendreux, Éric Konofal, Monique Touzin, *L'Hyperactivité TDAH*, Solar, 2007.

* Dr François Marchand, Françoise du Sorbier, *Des nuits sans insomnies*, Albin Michel, 2006.

* Alain Reinberg, *Le Temps humain et les rythmes biologiques*, Éditions du Rocher, 1998.

* Dr Norman E. Rosenthal, Gérard Pons, *Soif de lumière*, Jouvence, 2006.

* Vincent Rousselet-Blanc, *Ayurveda au quotidien*, Hachette Santé, 2011.

* David Servan-Schreiber, *Guérir le stress, l'anxiété et la dépression sans médicaments ni psychanalyse*, Robert Laffont, 2003.

* Trinh Xuan Thuan, *Les Voies de la lumière*, Fayard, 2007.

Quelques études de référence

* Even Christian, *Photothérapie*, EMC Psychiatrie [37-480-A-10], Elsevier Masson, 2012.

* Serge Friedman, Christian Even, Roland Dardennes, Julien Daniel-Guelfi « Light Therapy, Obesity, and Night-Eating Syndrome », *The American Journal of Psychiatry*, 2002.

* J. Taillard, « L'évaluation du chronotype en clinique du sommeil », Médecine du sommeil, volume 6, Elsevier Masson, 2009.

* Diane B. Boivin, Francine 0. James, *Prévention par la photothérapie des troubles d'adaptation au travail de nuit*, Institut de recherche Robert-Sauvé en santé et en sécurité du travail (IRSST).

* Claude Gronfier et les membres de la division de la médecine du sommeil de l'Harvard Medical School, *Sex difference in intrinsic circadian period in humans*, division of Sleep Medicine, Department of Medicine, Brigham and Women's Hospital, and division of Sleep Medicine, Harvard Medical School, Boston, 2011.

Direction : Catherine Saunier-Talec
Responsable éditoriale : Tatiana Delesalle-Féat
Maquette intérieure et réalisation : Catherine Le Troquier
Couverture : Nicole Dassonville
Lecture-correction : Élisabeth Andréani
Fabrication : Amélie Latsch
Photographie de couverture © silvae - Fotolia.com

L'Éditeur remercie Laura Fidler pour son aide précieuse et efficace.

L'éditeur utilise des papiers composés de fibres naturelles, renouvelables, recyclables et fabriquées à partir de bois issus de forêts qui adoptent un système d'aménagement durable. L'éditeur attend également de ses fournisseurs de papier qu'ils s'inscrivent dans une démarche de certification environnementale reconnue.

Imprimé par Polygraph Print, Slovaquie

Dépôt légal : octobre 2012
ISBN : 978-201-230931-9
23-0931-8